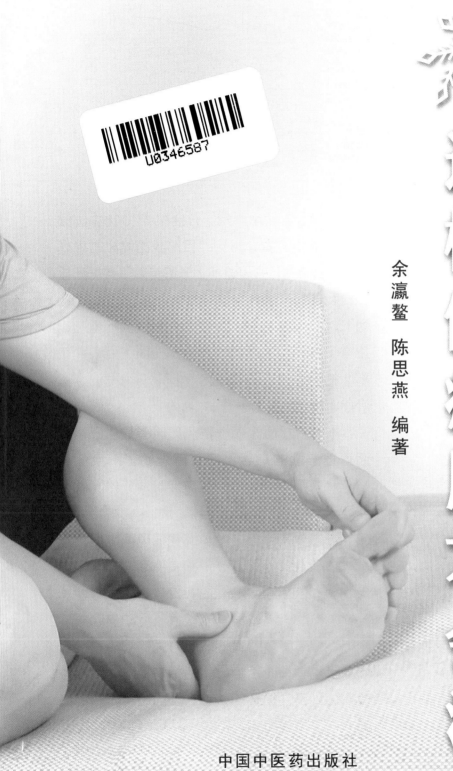

U0346587

这样做痛风才会消

余瀛鳌　陈思燕　编著

中国中医药出版社

·北京·

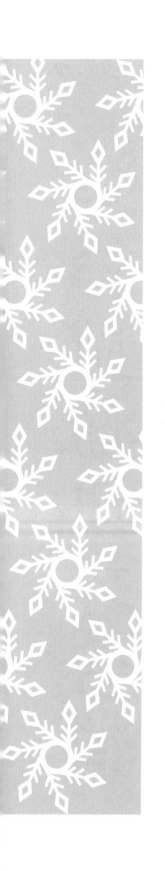

前 言

　　中华医学会风湿病学分会在《2016中国痛风诊疗指南》中介绍："目前我国痛风的患病率在1%~3%，并呈逐年上升趋势。"数据还显示，我国痛风患者平均年龄为48岁，男女比例为15:1，年富力强的中年男性多发，严重影响正常工作和生活质量。痛风是一种类似于"三高"的慢性病，防胜于治，所以，早发现、早治疗、早控制最为关键。

　　本书就是想为每一位痛风患者提供日常生活管理方面的指导。患者首先要了解疾病常识，从病情隐匿的高尿酸血症时期开始，就要注意对痛风的预防。一旦痛风发作，减轻痛苦和促进恢复是当务之急。而在痛风间歇期，积极降尿酸治疗，配合改变不良生活方式，才能更好地达到控制疾病发展的目的。

　　本书重在通过日常的饮食、运动、起居、药物、关节操、心理调节等方面的细节改善来调养疾病，做到治疗与生活相辅相成，高度融合，达到良性循环的状态，从而缓解和控制病情，预防并发肾病等更严重的疾病，提高患者的生活质量。

中医养生保健是我国防治疾病的特色和优良传统，"治未病"的思想深入人心，即便是对于无法根治的疾病，只要善于调养，也一样可以做到与疾病和谐共存，减轻病痛和不适，延年益寿，这也是养生保健的理想状态。中医对痛风早有认知，并有不少相关的治疗经验，本书将中西医治疗痛风的经验相结合，既讲解了西医治疗的原则、方法，又提供了一些有效的中医药膳食疗方，以及简单易行的经络保健按摩法，居家保养非常实用。

最后强调一下，本书不是医学指南，而是配合治疗的居家调养手册，每个患者病情各异，本书要提供适合所有患者的药方则较困难，患者看病应去正规医院辨证施治。希望读者通过本书，能调理好自己的生活，减轻病痛，常保健康！

编者

2018年8月

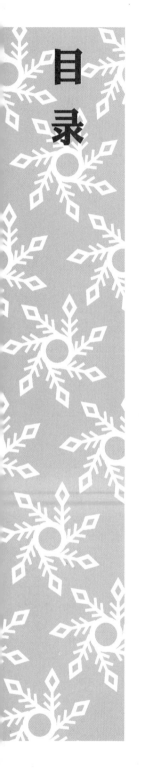

目录

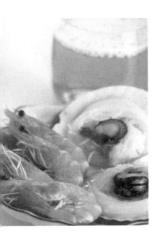

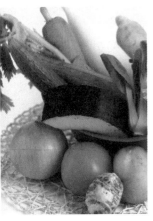

叁 **药膳食疗，缓解疼痛降尿酸**

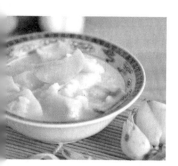

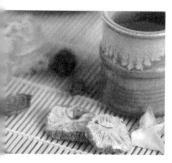

肆 科学运动，体重先要降下来

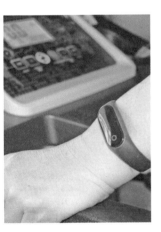

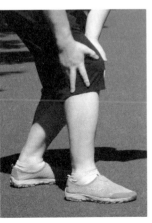

伍

常做关节操和经络保养

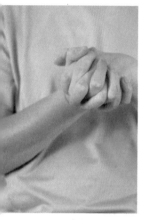

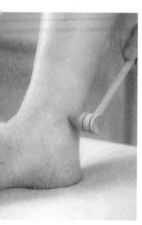

陆 生活起居，注意细节宜与忌

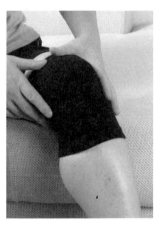

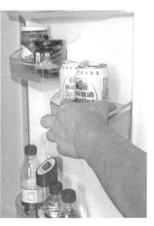

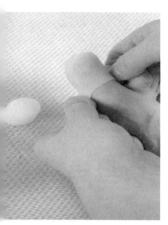

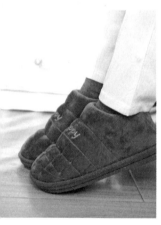

柒 药物治疗，该出手时就出手

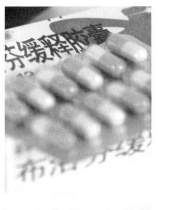

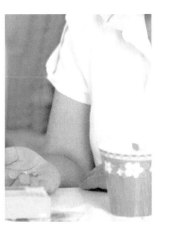

捌 卸掉重负，让心情放个假

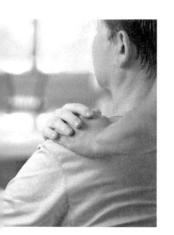

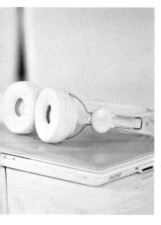

壹

透视痛风
从了解尿酸开始

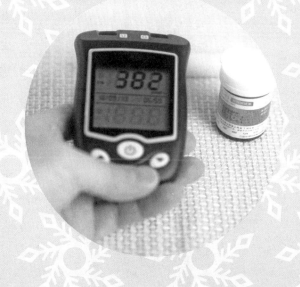

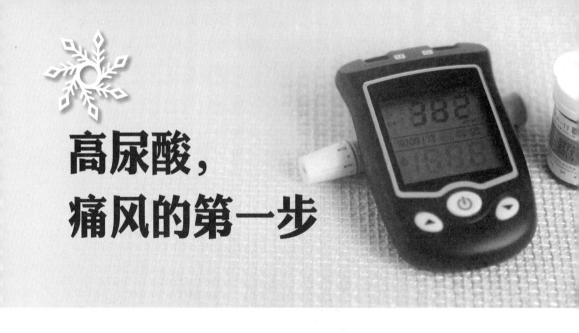

高尿酸，
痛风的第一步

尿酸从哪儿来，到哪儿去

人体内的嘌呤是核酸氧化分解的代谢产物，而嘌呤又在肝脏中氧化为尿酸。简单地说，尿酸是嘌呤代谢的最终产物。

2/3 的尿酸经肾脏随尿液排出体外，1/3 通过粪便和汗液排出。尿酸微溶于水，易形成晶体，正常人尿液中含有少量尿酸。

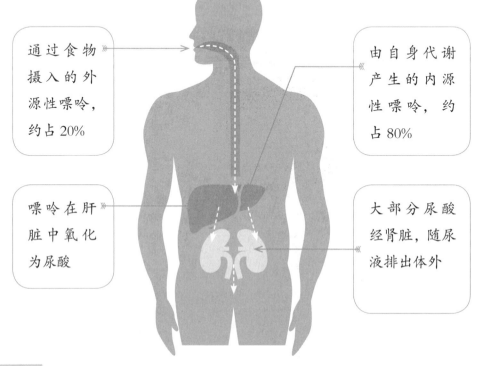

通过食物摄入的外源性嘌呤，约占 20%

由自身代谢产生的内源性嘌呤，约占 80%

嘌呤在肝脏中氧化为尿酸

大部分尿酸经肾脏，随尿液排出体外

高尿酸血症

体液中尿酸含量的变化，可以充分反映出人体代谢、免疫等机能的状况。

正常情况下，一个成年人体内的尿酸大约有1200毫克，每天新生成约600毫克，同时排泄掉约600毫克，生成与排泄速度较为恒定，保持一种动态平衡。

如果体内产生尿酸过多来不及排泄，或尿酸排泄机制退化，则体内尿酸大量滞留，导致人体体液变酸，影响人体细胞的正常功能，逐渐发展为"高尿酸血症"。

血液尿酸偏高，严格来讲不是一种病，而是一种现象，说明人体的代谢出现了障碍和紊乱。但这是一种疾病前的亚健康状态，长期置之不理的话，将会给身体造成多方面的严重危害，容易引发痛风以及肾病、关节病、糖尿病、高血压、高血脂、冠心病等多种疾病。

你的尿酸超标吗

在血液检查中，就有尿酸一项。快来看看你是否达标了。

高尿酸血症：
男性超过420μmol／L。
女性超过360μmol／L。

从严重程度上看：
超过500μmol／L为轻度增高。
超过550μmol／L为中度增高。
超过600μmol／L为重度增高。

尿酸升高如果不是太严重，没有关节痛等不适症状，一般不需要用药治疗，参照本书的指导进行生活、饮食、运动等方面的调节就可以了。

如果升高严重，需要进行降尿酸治疗。如果伴有关节痛等症状，可诊断为痛风，应及时治疗。

一般女性尿酸偏低一些，即便低于90μmol／L也问题不大，多与蛋白质摄入不足有关，注意加强营养即可。

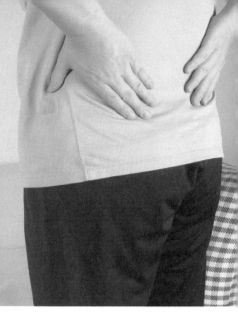

高尿酸的危害
不只是痛风

高尿酸血症被称为继高血压、高血糖、高血脂之后的"第四高"，患者人数不断上升。很多人对高尿酸不够重视，觉得"就是个尿酸高，不痛不痒，没啥好怕的"。而事实并非如此，高尿酸和"三高"一样，都是慢性进展性疾病，会诱发及并发多种严重疾病。

只要没有发展成痛风，尿酸高点没事吧？！

过量的尿酸结晶沉积在哪里，哪里就会痛或功能受损，可不仅仅是痛风这么简单！

只有10%的高尿酸会发展为痛风，所以不会是我，我一定是那90%！

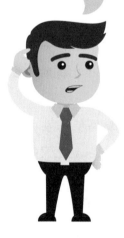

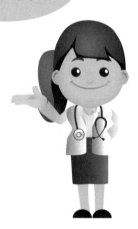

高尿酸本身并无明显症状，但可能引起以下疾病。

痛风

无症状期的痛风病就是高尿酸血症，大约10%的高尿酸血症患者会发展为"痛风"。尿酸随着血液进入人体的关节腔及关节软组织中，沉淀成尿酸盐，导致关节组织纤维化或坏死以及炎症反应。患者常会出现关节麻木、剧烈疼痛、肿胀、活动能力下降、骨骼纤维化、皮肤发热、暗红等明显的症状。

肾病

高尿酸对肾脏的损害更为直接和明显。由于大部分尿酸经肾脏排出体外，尿酸盐晶体沉积在肾脏和泌尿系统中，造成肾功能损害，诱发各种急慢性肾病。患者常常有腰酸背痛、尿增多、蛋白尿、血尿、肾结石的表现，并伴有痛风，严重时会出现肾脏衰竭和尿毒症，危及生命。而无症状的高尿酸性肾病更为可怕，往往一发现就是尿毒症。

心血管疾病

由于尿酸盐可直接沉积于动脉血管壁，损伤动脉内膜，刺激血管内皮细胞增生，致使血脂在管壁沉积，使动脉硬化、高血脂、高血压、冠心病等心血管疾病的患病率显著增加。长期的高尿酸血症更有诱发心绞痛、心梗、脑卒中的风险。近年来医学界已将高尿酸血症列为心脑血管疾病的独立危险因素。

糖尿病

高尿酸血症会大大降低人体对葡萄糖的利用能力，影响胰岛素功能，导致血糖上升。研究发现，血液尿酸水平每增高 60μmol/L，新发糖尿病的风险会增加18%左右。

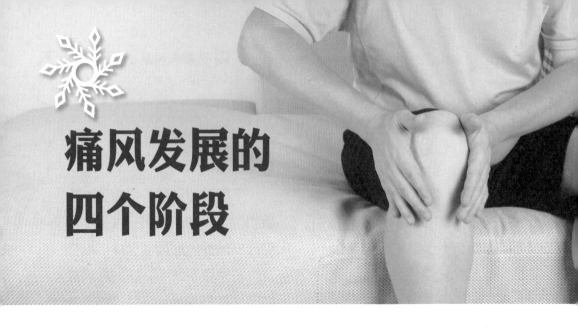

痛风发展的四个阶段

痛风是一种单钠尿酸盐沉积所致的晶体相关性关节病，与嘌呤代谢紊乱、尿酸排泄减少所致的高尿酸血症直接相关，属于代谢性风湿病范畴。

高尿酸是确诊痛风的指标之一，但高尿酸不等于痛风！大多数痛风患者，都经历了四个发展阶段，在不同的阶段，有不同的表现。

阶段1	无症状高尿酸血症期

抽血化验可发现血尿酸浓度增高，但未出现关节炎、痛风石或肾结石等临床症状。这个时期由于无症状，比较隐匿，可持续10~20年，在没有定期体检的情况下，很难被发现或引起重视。

🔔 虽然说高尿酸血症不一定会发展成痛风，但是尿酸长期偏高是一个极大的隐患，还容易诱发其他疾病。所以在发现自己尿酸偏高后，可以不用服药，但一定要调整和改善生活方式，控制和降低尿酸，预防疾病发展。

阶段2 痛风急性发作期

尿酸长期偏高，又被一些诱发因素（如饮酒、高嘌呤饮食、寒冷、过劳、感染等）刺激时，尿酸形成针状结晶沉积在关节部位，产生炎症反应，引起患者强烈疼痛、关节活动困难、红肿发热等急性发作症状。

🔔 由于痛风带来的疼痛非常剧烈，患者会主动就医，经药物治疗后能够缓解疼痛症状，这时就会转入痛风间歇期。

阶段3 痛风间歇期

痛风发作的特点是非持续性、反复发作，其反复发作的中间期称为痛风间歇期。这个阶段虽然没有疼痛等明显症状，但不能掉以轻心，应做好预防控制措施，避免痛风反复发作。

🔔 顽固性高尿酸者，此阶段需服药控制，尽量将尿酸控制在 $360\mu mol/L$ 左右。另外，避免一切容易诱发痛风的因素。

阶段4 慢性痛风期

如果无法在间歇期控制好痛风病情，使其反复发作、病情加重、病程延长，最终会发展为慢性痛风性关节炎。此阶段就不只是简单的疼痛了，往往伴有肾病、痛风石、泌尿系结石、慢性关节炎等疾病，行动会受到极大限制。

🔔 此阶段需服药和调节生活方式并重，尽量保持正常的尿酸水平。需特别注意肾功能状况，以免出现肾衰竭、尿毒症等严重疾病。

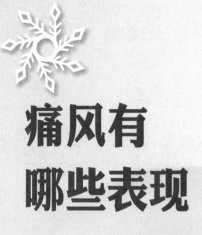

痛风有
哪些表现

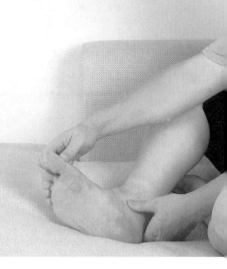

　　大多数痛风患者都是出现了关节痛的症状（痛风急性发作期），在就医时被确诊为痛风的。也有部分是由于不明原因的乏力、发热等原因。痛风急性发作时多有以下典型表现。

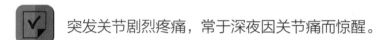
☑ 突发关节剧烈疼痛，常于深夜因关节痛而惊醒。

☑ 疼痛进行性加剧，在6~12小时达到高峰。

☑ 关节疼痛呈撕裂样、刀割样或咬噬样，难以忍受。

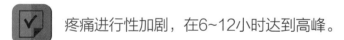
☑ 疼痛受累关节及周围组织红、肿、热、痛和功能受限。

☑ 多数人在几天至2周内自行缓解。

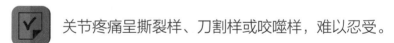
☑ 多数人在1年内复发，越发越频，受累关节越来越多，疼痛时间越来越长。

部分患者有发热、寒战、头痛、心悸和恶心等全身症状。

 耳轮或关节周围出现痛风石（也叫"痛风结节"，为皮下尿酸盐结晶，使皮肤明显凸起小结节），关节出现持续肿痛、功能障碍及畸形。

 泌尿系统结石、排尿困难、血尿、泌尿系统感染等。

痛风急性发作的常见部位

痛风首次发作多侵犯单关节，以第一跖趾关节（大脚趾）为最多。

其次为足背、足跟、踝、膝、腕、肘、手指等关节。

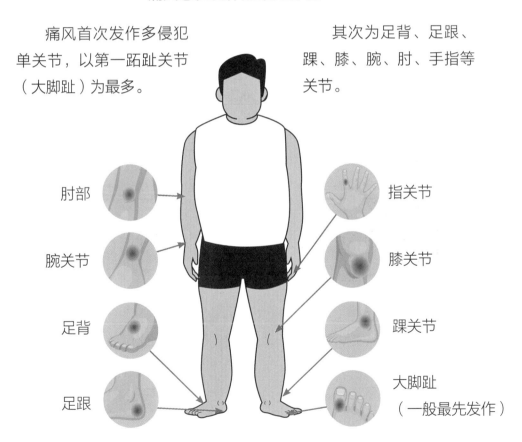

肘部

腕关节

足背

足跟

指关节

膝关节

踝关节

大脚趾（一般最先发作）

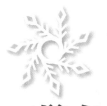

避免诱发痛风
的因素

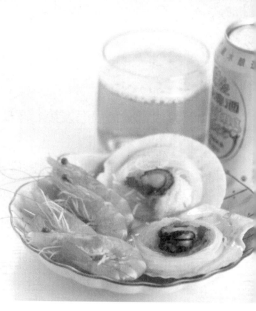

多数痛风急性发作都有一定的诱发因素，高尿酸血症或有过痛风发作史者，要在生活中尽量避免这些高危因素，以免痛风反复发作。

发病诱因有很大差异性。男性患者最主要为饮酒诱发（25.5%），其次为高嘌呤饮食（22.9%）和剧烈运动（6.2%）；女性患者最主要为高嘌呤饮食（17.0%），其次为突然受冷（11.2%）和剧烈运动（9.6%）。

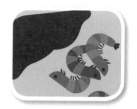

高嘌呤饮食

大量食用肉类、动物内脏、海鲜（如鱼、虾、蟹、贝类）、高汤等高嘌呤食物，容易诱发痛风。

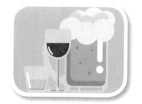

饮酒

经常饮酒为痛风发病的高危因素，任何类型酒精（包括红酒）摄入量越高，痛风发病风险越大。其中，啤酒的危害性更大。

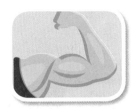

剧烈运动

剧烈运动（无氧运动）会产生大量乳酸，影响尿酸代谢，使尿酸急剧升高而引发痛风。

突然受寒

寒冷易使尿酸盐结晶凝结聚集，沉淀在四肢末端及关节处，引发痛风发作。

含糖饮料

大量食用富含果糖的软饮料和果糖，可增加痛风的风险。

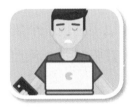

过度疲劳

经常处于过度疲劳的状态，容易诱发痛风发作。

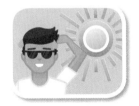

炎热缺水

炎热时出汗过多，如果没有及时补水的话，尿量减少会影响尿酸的排泄，导致尿酸升高。

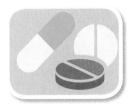

某些药物

服用某些药物会造成尿酸排泄减少，引发痛风。

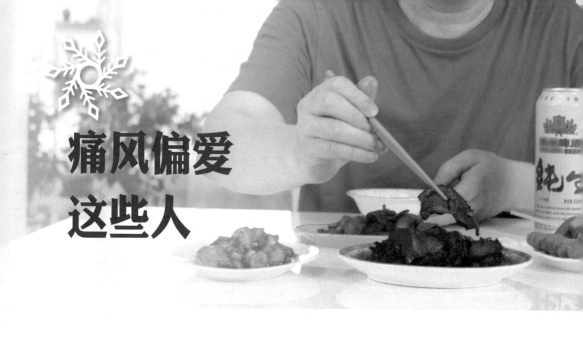

痛风偏爱这些人

满足以下任何一个条件，都会提高患痛风的概率。这些痛风的高危人群尤其要加强生活上的自我管理，把疾病风险降到最低。

嗜好酒肉者

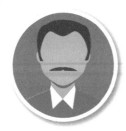

爱喝酒，爱吃肉食、动物内脏、海鲜、煲汤、火锅、甜饮者，都是痛风的高发人群。那些"大碗喝酒、大口吃肉""嗜酒贪杯""无肉不欢"者，以及经常赴宴、忙于应酬的领导、职场精英们一定要小心了。

超重或肥胖者

超过50%的痛风患者为超重或肥胖者。尤其是腹部、腰围较大的苹果型肥胖（内脏脂肪型肥胖）者，内分泌多紊乱，各类代谢能力均有异常，不仅容易患高血压、高血脂、高血糖，还容易患高尿酸血症而致痛风。

有痛风家族史者

基因的作用没理可讲，如果你的直系亲属中有痛风患者，那么你罹患痛风的概率就比别人高得多，而且可能在年轻时就发病。但后天有效的管控也能起到弥补先天不足的作用，早预防是这类人最好的补救措施。

中年男性

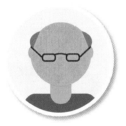

我国痛风患者平均年龄为48岁，男女患者比例为15:1，绝对的"重男轻女"。男性急性痛风首次发作往往在40~60岁，而女性以50岁以上、绝经后者居多。所以，40岁以上的中年男性是痛风的最高发人群。

作息不规律、劳累者

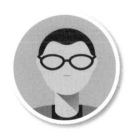

饮食作息不规律者患痛风的风险比规律者高1.6倍。经常疲劳者比偶尔疲劳者发病风险高40%，偶尔疲劳者比很少疲劳者发病风险高40%。劳累包括体力和脑力，长期劳累者都是痛风的后备军。

其他疾病患者

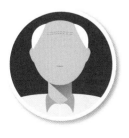

有些疾病也会引发嘌呤代谢增加而导致继发性痛风。如肾脏疾病、骨髓增生性疾病、慢性溶血性贫血、肿瘤化疗时会产生高尿酸。此外，高血糖、心梗、吸烟、急性呼吸衰竭等也与高尿酸有一定关联。

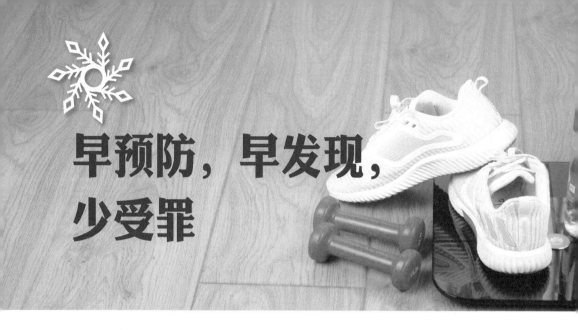

早预防，早发现，少受罪

痛风防胜于治

痛风是一种难治疗、易复发的疾病，严重影响患者的生活质量。对于该病，防胜于治，即在无症状高尿酸血症的未发病阶段，及时进行干预。通过日常饮食、锻炼、生活习惯以及药物治疗等方面的调整，消除痛风发生的内在病理基础，避免容易诱发急症的因素，从而有效预防痛风的发生。对于已经有过痛风发作史者，则可以有效控制疾病的反复发作，避免危害更多关节及出现更为严重的肾脏损害。

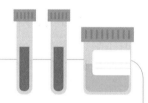

定期体检

人到中年，尤其是40岁以上的男性，每年定期体检是必要的。这包括血尿酸以及肾功能的检测，做到早发现、早预防、早治疗。

如果出现长时间的疲劳、疲倦感就要注意了，这很可能是一个信号，需要及时去医院做血、尿检查。而肾功能状况也是医生判断病情和选择药物治疗的重要依据。

管住嘴

"病从口入"这句话对痛风病人非常适用。20%的嘌呤是从食物中摄入的，因此，控制饮食、减少高嘌呤食物的摄入十分必要。当然，"管住嘴"不是这不能吃、那不能吃，而是在食物上谨慎选择，对于一些高嘌呤食物，比如动物内脏、虾、蟹、啤酒等，控制食用量，该忌口的要忌口。

迈开腿

对于尿酸较高的人群来说，保持一个合适的体重是一件很重要的事。超重或肥胖与人体代谢功能紊乱互为因果。所以，一定要每天坚持规律性的运动，或者保证一定量的体力活动。但也要注意，避免剧烈、过于劳累及关节负荷太大的运动，保护好关节。

促排酸

人体高尿酸的原因，一是吃进来和自身生成的多，二是排出去的少。所以，促进尿酸排泄非常关键。

在日常生活中，多喝水（保证每天2000毫升以上）、多排尿（保证每天1500毫升以上），可以促进尿酸的排出。饮水最好为苏打水、茶水等偏碱性的水，效果更好。

多食用碱性食物，如蔬菜、水果、牛奶等，也有助于尿酸排泄。

加强运动也有促排酸的效果。

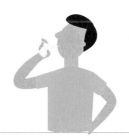

痛风防治的十大原则

中华医学会风湿病学分会在《2016中国痛风诊疗指南》中建议：调整生活方式有助于痛风的预防和治疗。

痛风患者应遵循以下十大原则。

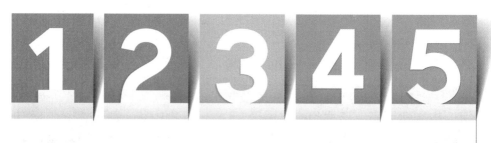

1	2	3	4	5
限酒	减少高嘌呤食物的摄入	防止剧烈运动或突然受凉	减少富含果糖饮料的摄入	大量喝水（每天2升以上）

6	7	8	9	10
控制体重	增加新鲜蔬菜的摄入	规律饮食和作息	规律运动	禁烟

防治痛风，
饮食习惯这样改

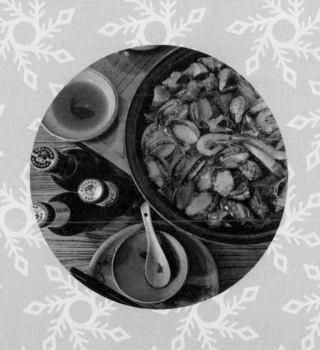

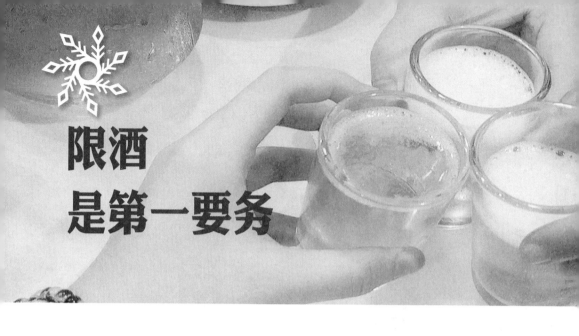

限酒
是第一要务

酒精是引发痛风的"元凶"

中华医学会风湿病学分会在《2016中国痛风诊疗指南》中明确指出：饮酒为痛风发病的高危因素。任何类型的酒精（包括红酒）均与痛风急性发作风险增高相关。酒精摄入量越高，痛风发病风险越大。

痛风发作期或进展期要严格禁酒及所有含酒精的饮料。

无症状高尿酸血症者及痛风间歇期、慢性关节炎期，则要注意根据自身状况，限制酒精摄入，避免大量饮酒。

数据说话

- 轻度饮酒（≤12克/天）、中度饮酒（12.6~37.4克/天）和重度饮酒（≥37.5克/天）均比不饮酒或偶尔饮酒容易发生痛风。

- 痛风发病风险随酒精摄入剂量增长，当酒精摄入量≥50克/天时，其痛风发病风险比不饮酒者高153%。

- 每日饮啤酒373克者比不饮啤酒者的痛风发病风险高49%。而饮用烈酒，痛风发病风险将增加15%。

酒精是怎样诱发痛风的

1 乙醇分解后的醋酸在结构上与尿酸相似，使尿酸不易流畅排出而滞留在体内。

2 乙醇会造成体内乳酸的堆积，而乳酸和尿酸在从肾脏排出时会相互竞争，且乳酸占优势，因此，乳酸增多会使尿酸排出减少，导致尿酸增高，诱发痛风。

3 啤酒本身嘌呤含量不高（仅为5~10毫克/100毫升），但其含有较多的鸟苷酸，代谢后会产生嘌呤，最终产物是尿酸。因此，啤酒能直接使尿酸升高，危害最大。

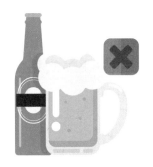

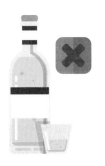

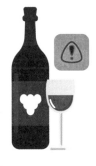

啤酒酒精含量低，不易喝醉，但最容易喝过量，且对痛风患者危害最大，是第一要限或禁的。

白酒酒精含量高，属于烈性酒，但不像啤酒那样产生大量嘌呤，比啤酒稍好些，是第二要限或禁的。

红酒对于痛风发作的影响目前循证医学研究证据不一致。但为了安全起见，最好少喝。

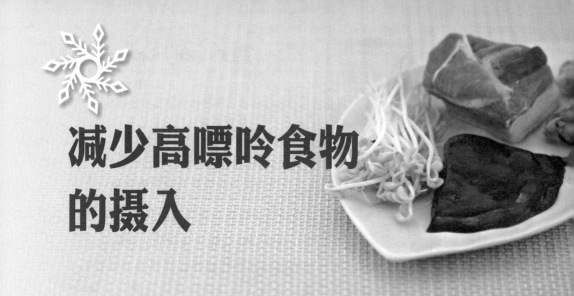

减少高嘌呤食物的摄入

高嘌呤食物有哪些

　　大量食用高嘌呤食物为痛风发病的危险因素。

　　高尿酸血症者最好不吃，以免诱发痛风发作。

　　痛风患者在痛风急性发作期则应严格禁食此类食物。

必备常识

🔔 高嘌呤食物是指每100克食物中嘌呤含量在150毫克以上的食物。

🔔 高嘌呤食物主要为动物内脏、海鲜贝类、肉汁高汤、发芽豆类等（详见本书附录第192页）。

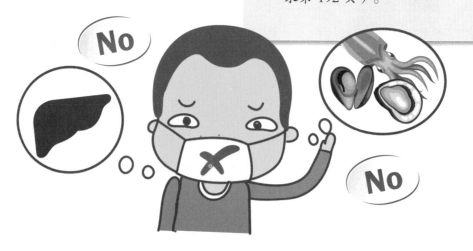

黑榜
No.1

内脏类食物

　　动物内脏在高嘌呤食物排行榜上位列第一，比海鲜更高一些。但由于人们平均每餐的食用量不大，有时影响反而不如海鲜大。但如果一顿饭里出现太多内脏类食物，尿酸会升得非常快。

　　动物内脏包括肝、肠、肾（腰子）、心等，其中又以鸭肝、鸡肝、猪脾、猪大小肠、猪肝为最高（详见本书附录第187页）。

✖ 以下美食一定要加倍小心！ ✖

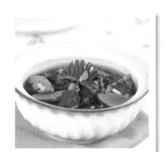

烩鸭三宝
（还有酱爆鸭肝等）

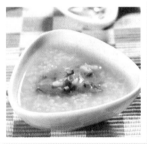

鸡肝粥
（还有卤鸡肝等）

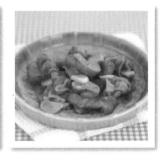

熘肥肠
（还有九转大肠等）

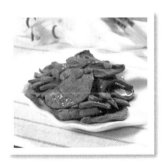

熘肝尖
（还有爆三样等）

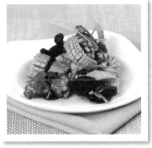

炒腰花
（还有烤腰子等）

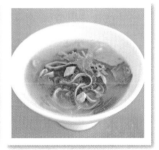

羊杂汤
（还有卤羊肚等）

黑榜 **No.2** 肉类高汤

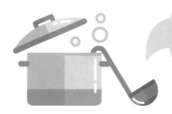

不要喝肉汤！
即便是"只吃肉、不喝汤"，
也需在病情稳定的情况下
适当进食！

肉类嘌呤含量高

高汤多是用动物肉类来制作的。肉类本身所含嘌呤是中等偏高的，食用大量肉类者比食用少量肉类者血尿酸水平高，痛风发病风险高。其中，多数鱼肉、海鲜以及鸡、鸭、鹅等禽类肉属于高嘌呤食物，而猪、牛、羊等畜肉属于中嘌呤食物（详见本书附录第187页）。

熬汤时间越长，嘌呤含量越高

我国饮食有制作肉类高汤的传统，吃肉喝汤，特别美味。但痛风患者最好远离这类肉汤。

高汤多是用动物肉类、骨头等长时间（2小时以上）熬制而成。嘌呤易溶于水，经过熬制炖煮，肉里大量嘌呤溶解在汤中，时间越长，溶在水中的嘌呤越多，成了一锅"嘌呤汤"。而且，肉汤内的脂肪含量也会大幅增加，多喝使人体呈酸性，不利于尿酸的排泄。喝下这碗汤，尿酸当然会快速升高。

为了高汤口味更加鲜美，熬汤时除了肉，还多带皮、带骨一起熬制，皮、骨中的嘌呤和脂肪含量都高于肉，这就让这碗"嘌呤汤"更加危险了。

以下美食一定要加倍小心！

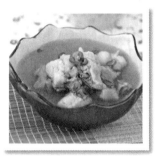

鸡汤（包括用鸡汤炖煮的菜肴、面条等）

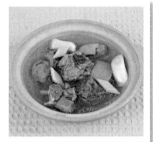

鸭汤（包括鸭肉汤、鸭架汤等）

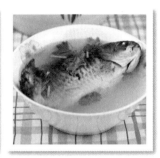

鱼汤（包括用鱼汤炖煮的菜肴、泡饼等）

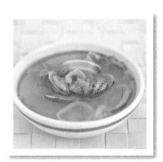

海鲜汤（包括用海鲜汤炖煮的面条）

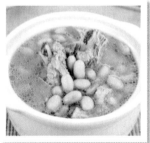

排骨汤（包括骨汤面、黄豆炖排骨等）

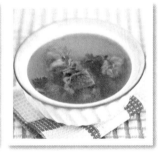

牛肉汤（包括牛肉面等）

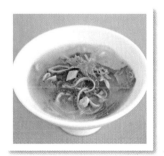

羊肉汤（包括羊肉及内脏等共同熬制的汤）

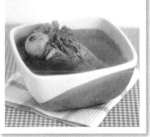

骨头汤（包括各类动物骨头、骨髓、蹄爪、筋皮等熬制的汤）

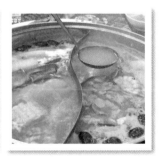

火锅汤（涮过海鲜、肉类、内脏等食材之后的汤）

黑榜 No.3 **海鲜类食物**

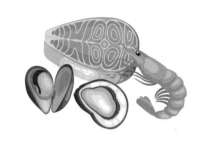

水产食物是嘌呤重灾区

研究表明，食用大量海鲜者比食用少量海鲜者血尿酸水平高，痛风发病风险高。

这是由于大部分海鲜都是中到高嘌呤食物，尤以贝壳类（如干贝、蛤蜊、牡蛎、生蚝等）、海鱼类（带鱼、秋刀鱼、沙丁鱼、三文鱼、鱿鱼）、紫菜为最高，其次为虾、蟹及河鱼类（详见本书附录第187页）。

对于海鲜类食物，痛风发作期间应禁食，间歇期可少量、控制食用，宜搭配蔬菜、新鲜水果，不可配啤酒、果汁。

喜欢吃生猛海鲜、日本料理者一定要自我控制。此外，一些海鲜制品，如海苔、小鱼干、鱿鱼片、鱼丸、虾丸、鱼子酱、蟹黄酱、熏鱼等，均要禁食或限食。

可以吃的低嘌呤海鲜

海鲜中也有特例，这三种低嘌呤食物痛风患者可以放心吃。

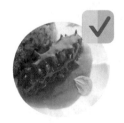 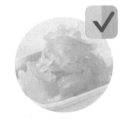 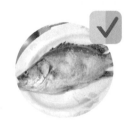

海参	海蜇皮	鳜鱼
含嘌呤极低，还能降"三高"，补肾虚。	低嘌呤，低热量，还有降血压作用。	低嘌呤的河鱼，十分美味。

以下美食一定要加倍小心！

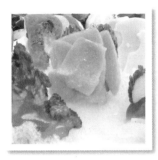

生鱼片、刺身
（三文鱼）

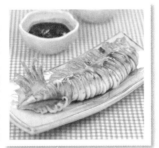

烤鱿鱼

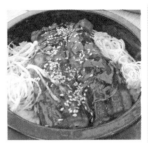

烤鳗鱼

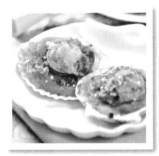

清蒸扇贝（蛤蜊）

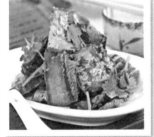

炸带鱼

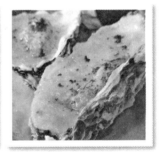

烤牡蛎（生蚝）

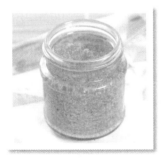

鱼子酱（蟹黄酱）

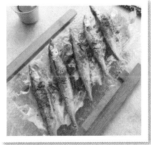

小鱼干（咸鱼片）

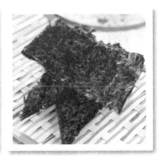

海苔

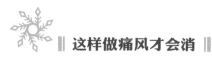
火锅是完美的"痛风大餐"

一顿火锅，痛风发作

火锅一般都是涮海鲜、牛羊肉、动物内脏等高嘌呤食物，尤其是经久煮过的火锅汤中嘌呤含量非常高。吃火锅后喝了汤，再喝杯果汁饮料，或配啤酒、白酒，一顿火锅大餐集中了内脏、肉汤、海鲜、甜饮、酒等所有容易诱发痛风的元素，真是完美的"痛风大餐"！普通人偶尔吃一顿没有问题，痛风患者吃一顿，就是当时"痛快"，回家"痛风"了。

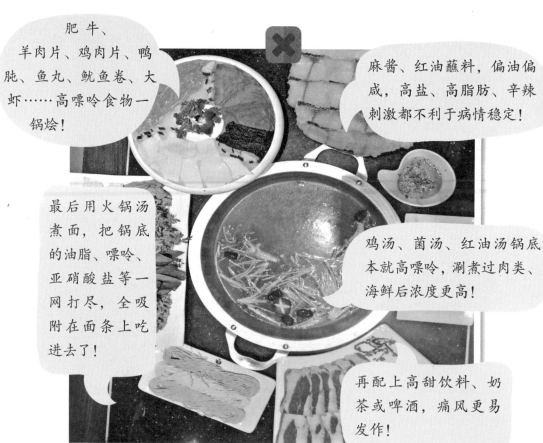

肥牛、羊肉片、鸡肉片、鸭胗、鱼丸、鱿鱼卷、大虾……高嘌呤食物一锅烩！

麻酱、红油蘸料，偏油偏咸，高盐、高脂肪、辛辣刺激都不利于病情稳定！

最后用火锅汤煮面，把锅底的油脂、嘌呤、亚硝酸盐等一网打尽，全吸附在面条上吃进去了！

鸡汤、菌汤、红油汤锅底本就高嘌呤，涮煮过肉类、海鲜后浓度更高！

再配上高甜饮料、奶茶或啤酒，痛风更易发作！

火锅应该这样吃

偏偏有人爱火锅，实在割舍不下！尤其是在寒冷的冬季，痛风患者也并非完全不可吃火锅，但要记得做好自我保护，参照下面的方法吃火锅就好多了。

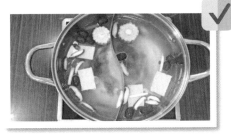

锅底应选择清汤锅底（菌汤嘌呤也较高，不宜选择）。蘸料尽量清淡，别一次加太多，先少放一些，不够再添。

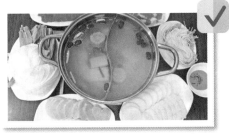

多涮青菜、土豆、萝卜，搭配少量肉食（瘦牛肉最佳），不吃或尽量少吃鱿鱼、大虾、鱼丸、虾丸、动物内脏等。

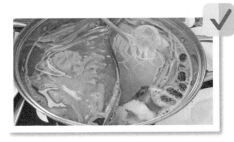

先涮菜，再煮些杂粮面，最后涮肉，这样的进食顺序既减少了嘌呤、脂肪和能量摄入，又增加了膳食纤维，营养也足够。

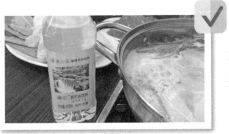

饮料最好选择苏打水、矿泉水、茶水，也可以喝点酸奶，帮助排酸，还能保护胃肠道黏膜。

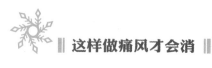
海鲜配啤酒，痛风跟着走

酒精和海鲜各自都是痛风的高风险因素，单吃一种都会增加痛风的风险，如果同时大量进食，效果叠加在一起，更是雪上加霜，极容易诱发痛风！

夏日的夜晚，海鲜配上啤酒，真是大快朵颐，不知不觉就吃了好多。正常人偶尔这样吃没问题，但高尿酸血症者应尽量少吃，痛风患者则要改掉这样的饮食习惯。

数据说话

调查显示，青岛市的痛风发病率约为2%，远远高于全国0.96%的发病率，是全国痛风发病率的"冠军城市"。这与青岛人喜欢"海鲜配啤酒"的高嘌呤饮食习惯有很大关系。

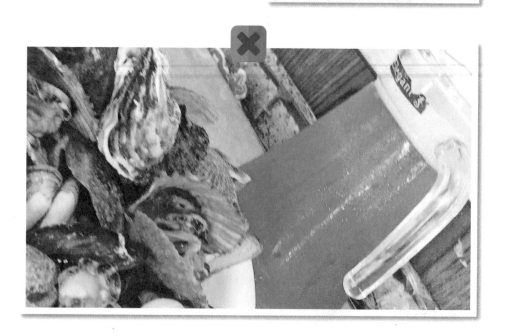

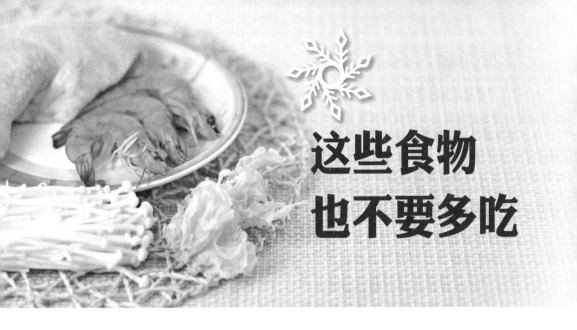

这些食物
也不要多吃

中嘌呤食物

中嘌呤食物虽然没有高嘌呤食物那么危险，但如果大量食用的话，也会增加痛风的风险。

痛风患者在未急性发作期间可以少量食用中嘌呤食物，以保证人体营养充足、平衡，但要控制好摄入量。

如在痛风发作期间则不要食用此类食物。

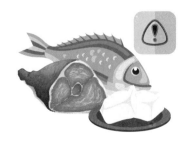

高蛋白食物

除鸡蛋、牛奶外，大部分高蛋白食物中都含有较多核蛋白（主要成分为核酸），可在体内分解为嘌呤，最终形成尿酸，摄入过多有诱发痛风的可能。

痛风患者对牛、羊、猪肉、中嘌呤的海鲜等动物性高蛋白食物都要有所限制。但也不能完全不吃，人体需要这些肉类提供必要的蛋白质等营养，控制好量、少量食用就可以了。不过，在痛风急性发作期间，这类食物最好不要吃。

高脂肪食物

过多脂肪堆积会导致肥胖，高油脂环境也会影响嘌呤的正常代谢排出，不仅对痛风患者不利，还容易并发高血脂、糖尿病等其他疾病。

因此，高尿酸者应慎食高脂肪食物，如肥肉、油炸食品、奶油蛋糕等，均应有所控制。

高果糖食物

果糖代谢会影响嘌呤代谢，还会使热量摄入超标，大量食用果糖会促进人体脂肪生成，体重增加，并易导致脂肪肝。

超重和肥胖是痛风的危险因素，控制体重是防治痛风的要点。因此，肥胖者必须减肥，除了减少脂肪摄入，还要少吃蜂蜜、高甜水果、果汁饮料等果糖含量高的食物。

必备常识

- 果糖是天然糖中最甜的糖类，其甜度为蔗糖的1.8倍。
- 蜂蜜、高甜水果中果糖含量相当高，水果打成果汁则更高。
- 果糖常用于食品加工，在汽水、果汁饮料、糖果、巧克力、糕点中，都含有大量果糖。

以下美食也不要多吃！

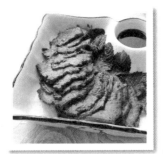

酱牛肉（羊肉）

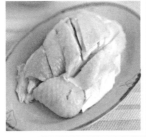

白切鸡

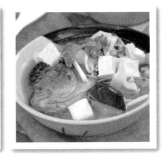

鱼肉炖豆腐

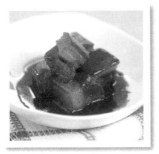

东坡肉

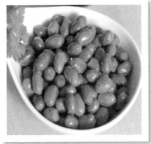

油炸花生米

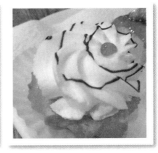

奶油蛋糕

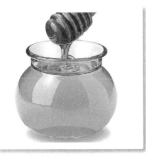

蜂蜜

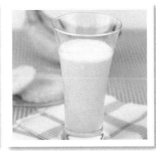

高甜水果汁（菠萝汁、苹果汁、山楂汁、芒果汁、梨汁等）

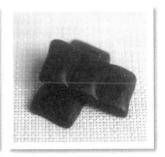

各类软糖、巧克力

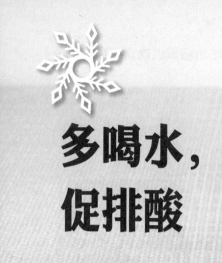

多喝水，促排酸

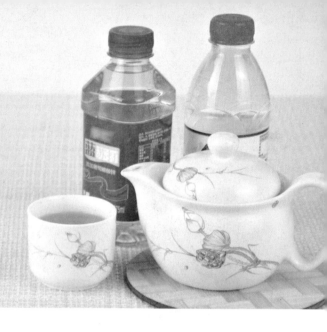

每天要喝 2 升以上的水

饮水过少是高尿酸血症和痛风的危险因素。在适度补水后血尿酸也会有所下降。

人体高尿酸的原因，一部分是吃进来和自身生成的多，而更重要的原因是排出去的少。所以，促进尿酸排泄非常关键。

在日常生活中，多喝水、多排尿，可以促进尿酸的排出，既可有效预防痛风发作，又是治疗的一部分。

如果喝水少，还容易导致肾结石、尿路结石等疾病。合并有心血管疾病者还容易引发心肌梗死和脑血栓。

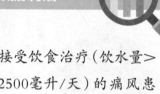

数据说话

🔔 接受饮食治疗（饮水量＞2500毫升/天）的痛风患者，7天后痛风关节炎关节疼痛、局部红肿消失，血尿酸下降较快，平均住院天数为11天。

🔔 不接受饮食治疗（饮水量＜1500毫升/天）的痛风患者，11~13天后痛风关节炎关节疼痛、局部红肿消失，血尿酸下降较慢，平均住院天数为17.5天。

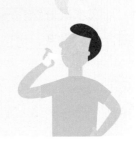

每天 8~10 杯水
（250 毫升 / 杯）

每天喝水量

一个正常人每天饮水量要达到1500毫升，而痛风患者应保证每天饮水量达到2000毫升以上，急性发作期阶段，应达到2500毫升以上。

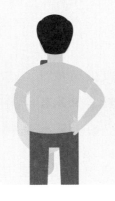

每天排尿量

痛风患者每天排尿量应在1500毫升以上，急性发作期应在2000毫升左右。

🔔 尿液呈浅黄色时表明喝水量足够。如尿液比较黄，要加强喝水。

什么时间要喝水

白天要做到"未渴先饮"，养成主动喝水的习惯。

运动期间要注意补水，以免出汗过多而缺水。一般运动前要喝水，运动时每隔半小时适当补水，出汗后应及时补水。

睡前应喝1~2杯水，可预防夜间痛风发作。但睡前过量饮水会导致起夜次数过多，干扰睡眠质量，所以，痛风患者可结合自身情况找到平衡点。也可在床头放杯水，夜里口渴时随时补水。

偏碱性的水是最佳选择

　　饮水最好选择偏碱性的水，促进排酸效果更好。以下这些水非常适合痛风患者，可以放心喝。

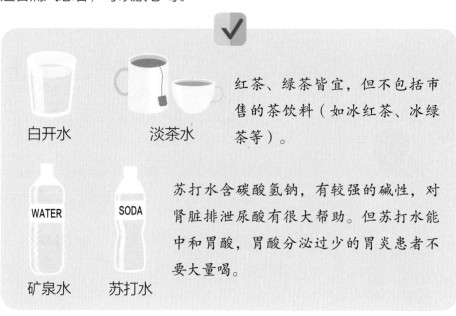

白开水　　　　淡茶水

红茶、绿茶皆宜，但不包括市售的茶饮料（如冰红茶、冰绿茶等）。

矿泉水　　　　苏打水

苏打水含碳酸氢钠，有较强的碱性，对肾脏排泄尿酸有很大帮助。但苏打水能中和胃酸，胃酸分泌过少的胃炎患者不要大量喝。

答疑解惑

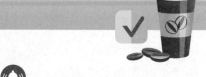

Q：咖啡可以喝吗？

A：纯咖啡可减轻肌肉疲劳、缓解疼痛，同时利尿作用强，可促进肾脏对钠的排泄，在一定程度上有降尿酸作用。但要注意适量饮用，以每天不超过2杯为宜。

高血压、心悸、失眠、骨质疏松者不宜多喝咖啡。

咖啡最好是清咖啡，浓度不要太高，一次饮用量以100毫升为佳。加糖、奶精太多的咖啡不宜多喝。

减少富含果糖饮料的摄入

痛风患者在选择饮品时，一定要远离富含果糖的饮料。常喝高糖饮料，不仅尿酸量会升高，诱发痛风，还会摄入过多糖，降低胰岛素抗性，使人体重、血糖、血脂均超标。所以，高尿酸血症及痛风患者必须改掉以甜饮当水喝的习惯，当然，没有痛风者也应该尽量少喝。

数据说话

富含果糖的饮料可增加患痛风的风险。每周喝5~6杯、每天喝1杯及每天喝2杯或以上汽水的人，患痛风风险分别增加29%、45%及85%。

这些饮料不要多喝！

汽水　可乐　各类果汁　功能饮料（高能量）　格瓦斯（含酒精）　杏仁露　核桃露　山楂果茶　大枣汁

格瓦斯

市售的软饮料在制作过程中，一般都加入了大量的果糖，以达到味道更甜、口感更好、颜色更鲜艳、品质更稳定的作用，在一定程度上可以说是"糖水"，有无痛风者都不建议多喝！

增加新鲜蔬菜的摄入

低嘌呤蔬菜助排酸

大部分蔬菜都属于低嘌呤食物，尤其是瓜茄类蔬菜、绿叶类蔬菜等，嘌呤含量很低。

蔬菜多为碱性食物，且含有大量的钾、钙、镁等元素，有利于尿酸排出，能调节人体酸碱平衡。

蔬菜还具有低热量、低蛋白、低糖、低脂肪、高膳食纤维的特点，可改善人体代谢功能。多吃蔬菜能降低痛风的风险，且对防治并发的肥胖、便秘、高血糖、高血脂等问题特别有效。高尿酸及痛风患者日常应多多食用。

必备常识

- 低嘌呤食物为每 100 克食物中嘌呤含量 < 50 毫克的食物。
- 低嘌呤蔬菜主要有：瓜茄类、叶菜类、根茎类等（详见本书附录第 188 页）。
- 蔬菜也不都是低嘌呤的，豆类、菌类嘌呤偏高。其中，豆芽菜、香菇、芦笋属于高嘌呤蔬菜，要引起注意。

每天应吃
500~750 克蔬菜

低嘌呤蔬菜放心吃

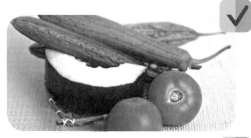

✓ 瓜茄类蔬菜（冬瓜、丝瓜、黄瓜、苦瓜、番茄等）含汁液丰富，既能止烦渴，又有清热利尿的效果，是补水排酸的理想食物。

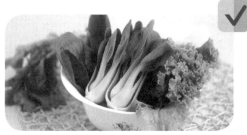

✓ 叶类蔬菜（芹菜、荠菜、生菜、油菜、小白菜等）膳食纤维含量高，可疏通肠胃、减肥瘦身、通便排毒、降糖降脂、降尿酸。

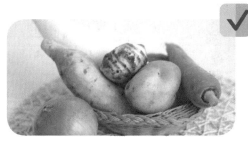

✓ 根茎类蔬菜（红薯、土豆、芋头、萝卜、洋葱、胡萝卜等）富含微量元素，营养丰富，嘌呤含量低，可放心食用。

❗ 中嘌呤蔬菜要限量！

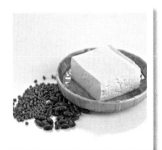

花豆、菜豆、豆腐

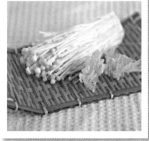

银耳、金针菇

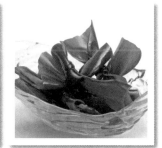

海带

高嘌呤蔬菜不要吃！

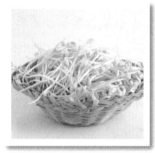

豆芽菜
（500毫克/100克）

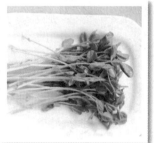

豆苗菜
（500毫克/100克）

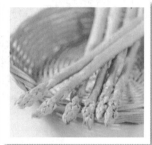

芦笋
（500毫克/100克）

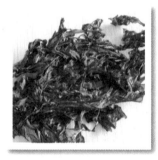

紫菜
（274毫克/100克）

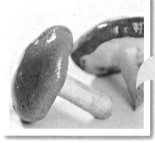

香菇
（214毫克/100克）

吃了香菇，可能会"蓝瘦香菇"哦！

菌藻类食物嘌呤高，食用要小心

香菇、紫菜属于高嘌呤食物，银耳、金针菇、海带属于中嘌呤食物，这些菌藻类食物痛风患者不宜多吃。

好在这些食物经常用来做配菜，一般不会食用过量。但应注意这类菜汤中嘌呤较高，痛风患者不宜喝这类汤，如鲜菌汤、紫菜汤、银耳羹、海带汤等。

豆类食用有选择

豆类富含植物蛋白，是高营养的食物。研究发现，食用大量植物蛋白者比食用少量植物蛋白者，痛风发病风险低。

豆类总体来说嘌呤偏高，但由于嘌呤易溶于水，许多豆制品在生产过程，嘌呤溶于水而被去除，其含量明显降低。因此，食用豆腐、豆腐干、豆浆等豆制品，比直接食用豆类更安全。

痛风患者只要不是在痛风急性发作期，适当吃一些豆制品没有问题，一般每天吃200克以内比较安全。

⚠ 最好少吃	⚠ 可适量食用

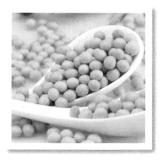

黄豆
（116.5 毫克 /100 克）

🔔 黑豆、绿豆、红豆、花豆、菜豆等均为中嘌呤食物，均应限量食用。

🔔 豆类发芽后，嘌呤含量上升至 500 毫克 /100 克，痛风患者最好不吃豆芽菜。

黄豆制成豆制品后，嘌呤含量大大降低。

豆腐干（66.5 毫克 /100 克）

豆腐（55.5 毫克 /100 克）

豆浆（27.7 毫克 /100 克）

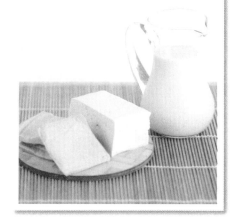

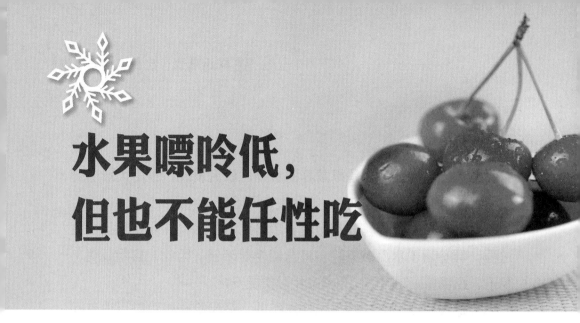

水果嘌呤低，但也不能任性吃

水果对痛风患者有益

大部分水果的嘌呤含量很低（详见本书附录第189页），虽然味道酸甜，实际上却是偏碱性食物。水果还富含维生素、矿物质、膳食纤维和水分，维生素C可以促进尿酸盐的溶解，矿物质有利于尿酸的排泄，鲜果中的汁液还能起到补水利尿的作用。所以说，水果对痛风患者是十分有益的。

太甜的水果要限量

水果最好，但有高果糖的顾虑。有些口味太甜的水果含糖量偏高，痛风患者不宜多吃。

鉴于水果既有利、也有弊，食用时就要有所选择和节制。

葡萄、西瓜、草莓、甜瓜、火龙果、榴莲等水果不宜多吃，每天不要超过200克。痛风发作期间最好别吃了。

其他水果可以多吃些，如樱桃、苹果、梨、猕猴桃、香蕉、柑橘等，以每天200~400克为宜，超过这个量也不好。

每天可吃 200~400 克水果

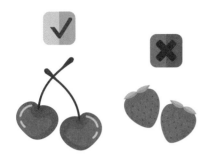

多吃樱桃，少吃草莓

樱桃是痛风患者的优选水果。樱桃有一定的抗炎镇痛功效，在痛风急性发作期可以减轻疼痛，并能促进尿酸排泄，降低痛风发病率。

草莓中草酸含量高，容易与钙形成结石，影响排尿及肾脏功能，含糖量也较高，痛风患者不宜多吃。

多吃鲜果，少吃干果

水果干制后，水分减少，糖分和嘌呤含量均增加，如干枣、果脯、苹果干、香蕉干、山楂干等，制作过程中还加入了大量糖，都是高糖、高热量食物。痛风患者多伴有肥胖、高血糖等问题，应尽量少吃。

鲜果不要打汁喝

直接吃新鲜水果，营养摄入最充足、损失最少，水果的优点也发挥得最充分。

有些人喜欢把水果打成果汁饮用，这一方面使水果中的纤维素、维生素损失惨重，另一方面，糖分被充分释放，而且往往需要多个鲜果才能榨出一杯果汁，再加上为了调节口味加入的糖，糖分就超标太多了，对痛风患者不利。

水果煮熟了吃也会损失很多维生素，降低营养价值，而且在煮制过程中往往添加蜂蜜、冰糖，使糖分大大增加，对痛风患者不利。所以，除非是牙齿不全的老人或脾胃寒凉、一吃水果就腹泻者，其他人最好还是生吃新鲜的水果。

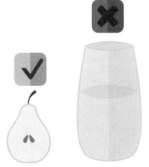

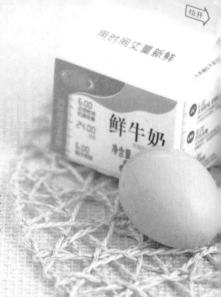

用时间丈量新鲜

鲜牛奶

牛奶、鸡蛋，安全补充蛋白质

适当补充高蛋白食物

长期低嘌呤饮食容易造成营养不良，尤其是蛋白质摄入不足。因此，痛风患者在注意限制动物肉类等高蛋白食物的同时，还应保证牛奶、鸡蛋以及植物蛋白质的摄入，不可盲目地严加控制。

鸡蛋、牛奶虽然也属于高蛋白食物，但核酸蛋白含量不高，嘌呤含量很低，是痛风患者可以放心食用的高蛋白食物。

牛奶应该这样喝

牛奶是痛风患者补充蛋白质的最佳选择。

牛奶中的嘌呤含量极低，每100克牛奶中仅含1.4毫克嘌呤，且牛奶中的酪蛋白和乳清蛋白可增加尿酸排泄，从而降低尿酸。研究证明，食用大量乳制品者比食用少量乳制品者血尿酸水平低，痛风发病风险低。牛奶还富含蛋白质、钙和微量元素，对补充营养及维护人体骨骼、关节健康均十分有益。

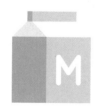

每天喝牛奶
300~400 克

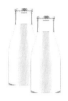

脱脂牛奶脂肪含量更低，比全脂牛奶安全性更高，减少痛风发作的效果更好，是最佳选择。

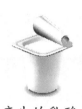

酸奶产生的乳酸多，会影响尿酸排泄，不宜多喝。

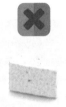

奶酪热量和脂肪含量极高，嘌呤含量也大幅增加。

奶油制品、冰淇淋等食物高热量、高脂肪，多吃易肥胖。

鸡蛋应该这样吃

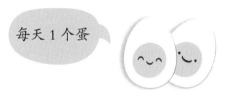

每天 1 个蛋

鸡蛋中的嘌呤含量很低，每100克鸡蛋黄中含2.6毫克嘌呤，鸡蛋白中含3.7毫克嘌呤，平均含3.15毫克嘌呤。

鸡蛋含有丰富的蛋白质和矿物质，营养结构非常完整，因此，鸡蛋是痛风患者最好的蛋白质来源之一。

其他蛋类也与鸡蛋相似，可以放心食用。如鸭蛋、鹌鹑蛋。

每天吃一个中等大小的鸡蛋（约60克）比较适宜。

煮鸡蛋、炒鸡蛋、鸡蛋羹、鸡蛋汤、茶叶蛋、卤蛋、皮蛋都可以放心食用。

煎鸡蛋吸油较多；咸蛋含盐量极高；生食毛蛋不卫生，也影响营养吸收，均不建议多吃。

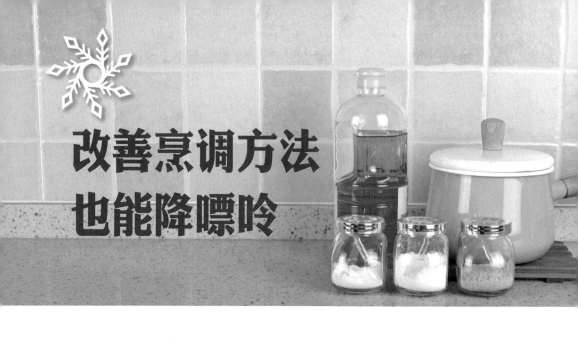

改善烹调方法
也能降嘌呤

水煮肉，不要汤

肉类属于中嘌呤食物，痛风患者要限量吃。但如果完全不吃的话，又容易造成营养不良。

如果在烹调方法上多下功夫，也可以减少一些肉里的嘌呤。

嘌呤是溶于水的，在烹制猪、牛、羊、鸡、鸭等肉类时，可以先把肉块放在水里煮一下（15~30分钟，根据原料而定），然后捞出肉块，待肉块沥干水后，再切成小片，烧制或炒制成菜肴。

这样一部分嘌呤留在水里，煮肉的水倒掉不要喝，只吃少量的肉，就能减少一些嘌呤摄入了。

🔔 广东人最爱煲上一锅老火靓汤，这种烹调方法对痛风患者十分不利，这锅汤千万不能喝！

捞出肉，把汤倒掉！

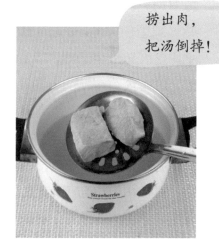

少放油，限盐糖

烹调用油不超过30毫升

日常食用的烹调油包括植物油（橄榄油、花生油、玉米油、芝麻油、菜籽油、大豆油、调和油等）和动物油（猪油、黄油、奶油等）。植物油中的不饱和脂肪酸含量更高，对保护心血管更为有利，是更健康的选择。

但不论哪种油，脂肪、热量都很高，都要控制好总摄入量，做到每日烹调用油不超过25克（约30毫升）。

每日控盐5克以内

食盐中的钠有促进尿酸沉淀、阻碍尿酸排泄的作用，痛风患者在烹调中一定要限制用盐量，每天烹调用盐不要超过5克。痛风合并高血压者需要更严格一些，每天不宜超过3克。

酱油、味精、鸡精、鱼露、麻酱、豆酱等调料中也含有大量盐，烹调中均要少放。其中，鸡精含嘌呤极高，最好不用。

少放糖，不用蜂蜜

烹调中还要少放糖，以减少热量摄入，避免糖代谢异常。蜂蜜中的嘌呤含量虽然不高，但属于高果糖食物，会升高尿酸，对痛风患者的病情不利。因此，在烹调和食用过程中，最好不用蜂蜜来调味。

少辛辣，多加醋

辛辣会加重痛风

痛风患者要尽量少吃辣。尤其在痛风急性发作期，关节常会有红、肿、热、痛的症状，如果烹调中辛辣调味品用得太多，会加重炎症和疼痛等不适，大量食用时还可诱发痛风急性发作。

辣椒、辣椒酱、咖喱、胡椒、花椒、生姜、葱、蒜等辛辣调料均不宜多放。

🔔 日常烹调中离不开的葱、姜、蒜等，一般在烹熟以后，辣味会减少一些，相对没有那么大的影响。但直接生食还是不建议的。

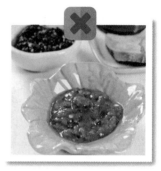

辣椒酱

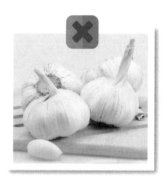

大蒜

醋是碱性食物

醋的嘌呤含量很低，虽然是酸味的，其实酸性并不强，属于碱性食物，且有降血压、降血脂、软化血管的作用，对痛风合并高血压、高血脂等心血管疾病者十分有益。痛风患者如果觉得调味太平淡，不妨加些醋，既可调节口味，也不用担心加重病情。

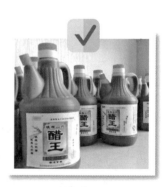

醋

叁

药膳食疗，
缓解疼痛降尿酸

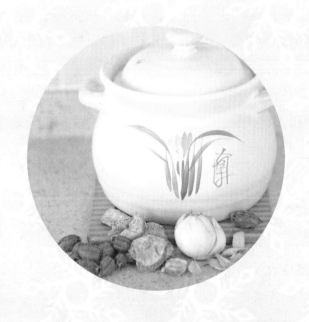

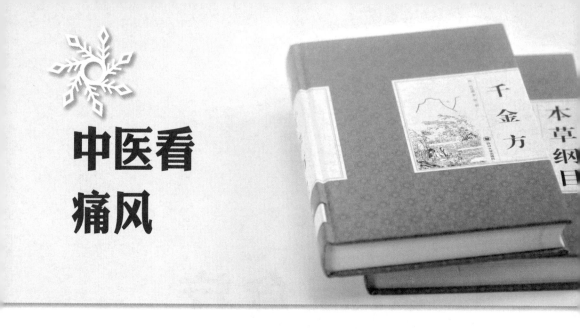

中医看痛风

中医里没有与痛风完全对应的病名。中医古籍中所说的"痛风"最早见于东汉张仲景的《金匮要略》，名之为"历节"，后世医书也有称"历节风""白虎历节风""足痹"等，属于中医"痹证"的范畴，与西医学的"痛风"概念有共通之处，但并不完全相同。

对于致病的原因，也有很多说法。总的来看，首先是由于脾肾功能失调。脾失健运，致使湿浊内生；肾分清泌浊的功能失调，则湿浊排泄出现障碍，日久化热。此时若又酗酒暴食、劳倦过度或感受寒湿之邪等，则促使湿浊流注于关节，造成气血运行不畅，被病邪闭阻，而引起关节红、肿、热、痛、畸形等症，也就是痛风关节炎。如湿浊之邪进一步伤于肾则可导致肾损害，就是痛风性肾病甚至慢性肾衰。

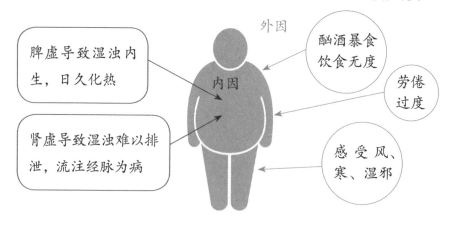

外因

酗酒暴食
饮食无度

劳倦
过度

感受风、
寒、湿邪

脾虚导致湿浊内生，日久化热

内因

肾虚导致湿浊难以排泄，流注经脉为病

古籍说法

《诸病源候论》："历节风之状，短气自汗出，历节疼痛不可忍，屈伸不得是也。"

《丹溪心法》："四肢百节走痛是也。他方谓之白虎历节风证。大率有痰、风热、风湿、血虚。""遍身骨节疼痛，昼静夜剧，如虎啮之状，名曰白虎历节风。"

《丹溪手镜》："痛风，血久得热，感寒冒湿不得营运，所以作痛，夜则痛甚，行于阴也，亦有血虚痰逐经络上下作痛。"

《张氏医通·痿痹门》："按痛风一证。《灵枢》谓之贼风，《素问》谓之痹，《金匮》名曰历节。后世更名白虎历节。多由风寒湿气乘虚袭于经络，气血凝滞所致。"

《古今名医汇粹》："痛风者，大率因血受热已自沸腾，其后或涉于水，或立湿地，或扇取凉，或卧当风，寒凉外搏，热血得寒，污浊凝滞，所以作痛。"

《景岳全书·脚气》："一则自外而感，一则自内而致也。自外而感者，以阴寒水湿雨雾之气，或坐卧湿地，致令湿邪袭人皮肉筋脉。而凡清湿袭虚，则病始于下，致为腿足之病，此外因也。自内而致者，以肥甘过度，酒醴无节，或多食乳酪湿热等物，致令热壅下焦，走注足胫，而日渐肿痛，或上连手节者，此内因也。"

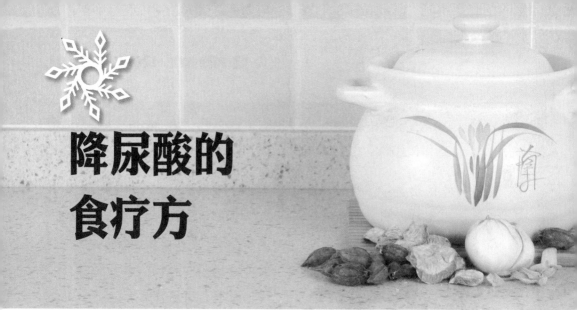

降尿酸的食疗方

在无症状的高尿酸血症时期，以及痛风间歇期和慢性期，日常食疗调理有助于降低尿酸，是最为安全有效的方法。

痛风可以说是一种"防胜于治"的疾病，平时如能好好调养，改善体质，就能最大限度地避免痛风急性发作，做到未病先防、已病防变。

本部分均为药食两用材料，不涉及专业药材。如需中药调理，还需就医开方，最好不要自行吃药。

对于高尿酸血症，中医认为多属于"湿浊""膏浊""痰瘀"阻滞等问题；而在痛风的慢性期则多有脾肾阳虚、肝肾阴虚等虚弱状况。在治疗时多采用以下原则，并根据患者的不同情况"辨证施治"。

治疗原则

利水除湿

健脾益气

化浊祛瘀

补益肝肾

清热化痰

百合山药粥

【功效】 改善燥热体质，降低尿酸，预防痛风及并发肾病。

【材料】 粳米、鲜山药各100克，鲜百合30克。

【做法】 1 鲜百合洗净，择成小片。山药去皮洗净，切小块。

2 粳米淘洗干净，倒入锅中，加适量水，煮20分钟，放入百合、山药，继续煮15分钟即成。

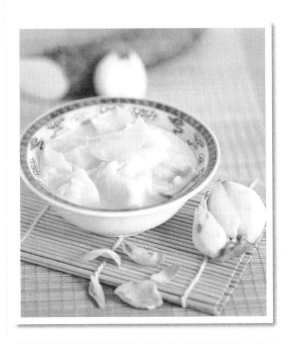

【专家箴言】

百合含有秋水仙碱成分，可以说是防治痛风的天然特效药，可起到降尿酸、缓解痛风性关节炎的作用。

百合是滋阴清热的良药，痛风患者多阴虚内热，常吃百合可改善燥热体质。

山药可健脾益肾，强壮筋骨，对预防痛风并发肾病十分有益。

此粥适合高尿酸血症者以及痛风并发高血脂、糖尿病及肾病者经常食用。

百合性微寒，脾胃虚寒、腹泻便溏者不宜多吃。

荷叶粥

【功效】 调节湿热体质，促进尿酸排泄，预防痛风发作。

【材料】 干荷叶20克，粳米100克，白糖适量。

【做法】 1 将荷叶洗净，放入锅中，加适量水，煮30分钟，滤渣，留汤。
2 粳米淘洗干净，倒入锅中，补足水分，煮至粥成，加适量白糖食用。

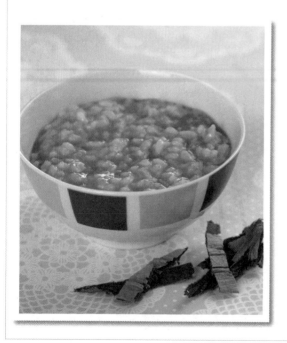

【专家箴言】

🔔 荷叶味苦涩，碱性较强，有降低嘌呤及尿酸的作用。

🔔 荷叶清热祛暑、利水渗湿，可排解体内湿热之邪，利尿通便，从而促进尿酸的排泄。痛风发作者体内多有湿热，平日多吃些荷叶粥，有预防痛风发作的效果。

🔔 此粥适合高尿酸血症、痛风及并发高血压、高血脂者常食。

🔔 荷叶泡茶效果也不错。干、鲜荷叶皆可用，干品用量减半。

🔔 荷叶清泻作用较强，体质虚弱、大便溏泻者不宜多用。

茯苓粥

【功效】 利尿除湿，促进尿酸排出，防治痛风并发肾病。

【材料】 茯苓15克，粳米100克。

【做法】 将粳米淘洗干净，倒入锅中，放入茯苓和适量水，大火烧开，改小火煮30分钟，至粥稠即成。

【专家箴言】

茯苓有缓和且持久的利尿作用，能化解体内湿邪，促进尿酸的排出，预防痛风发作。

茯苓有利水消肿、渗湿、健脾、宁心的功效，尤其适合痛风并发肾病而出现水肿、小便不利者食用。

痰湿体质者以及痛风并发肥胖、高血压、高血脂、糖尿病者均宜食用。

虚寒精滑及气虚下陷者慎用茯苓。

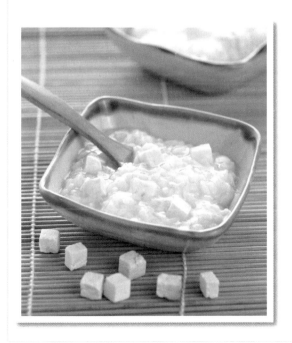

薏苡仁粥

【功效】 清热利湿，促进尿酸排泄，缓解风湿关节疼痛。

【材料】 薏苡仁50克。

【做法】 将薏苡仁洗净后倒入锅中，加适量水煮沸，改小火煮1小时，至烂熟汤浓即成。

【专家箴言】

🔔 薏苡仁又叫苡仁、薏仁米、薏米，是一种药食两用的粗粮。

🔔 薏苡仁有利水消肿、渗湿、健脾、除痹、清热排脓的功效。其利尿清热的作用，可化解体内湿热之邪，促进尿酸排出。

🔔 薏苡仁可渗湿除痹，能舒筋脉，缓和拘挛。常用于湿痹而筋脉挛急疼痛者。此方出于《食医心镜》，用于风湿久痹、筋脉挛急者。

🔔 津液不足者慎用。

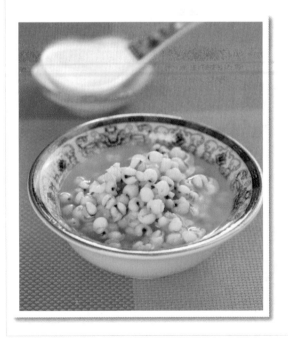

葛根饮

【功效】清热生津，改善阴虚内热体质，降压降糖，解酒毒，缓解痹痛。

【材料】葛根15~20克（或生葛根50~100克）。

【做法】1 将葛根放入锅中，加适量水，煎煮20分钟。

2 过滤，取汤汁，代茶饮用，每日1剂。

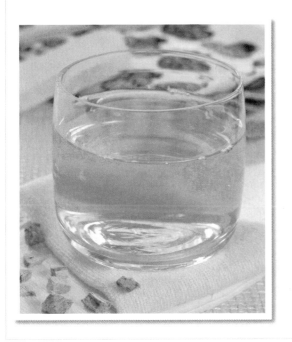

【专家箴言】

🔔 葛根是发散风热的常用药，可解肌退热、透疹、生津止渴，常用于阴虚内热、口渴烦躁，有利于改善痛风者阴虚内热的体质。

🔔 葛根有明确的降血压、降血糖作用，此饮适合痛风并发高血压、糖尿病者经常饮用。

🔔 葛根也有缓解痹痛的效果，对预防和缓解痛风性关节炎有一定的作用。

🔔 饮酒过度时喝葛根饮还有一定的解酒作用。

🔔 葛根性凉，脾胃虚寒者不宜。

二皮饮

【功效】 清热解毒，利尿消肿，降低尿酸。

【材料】 冬瓜皮、西瓜皮（翠衣）各50克。

【做法】 1 冬瓜皮洗净，切小片。西瓜皮取翠衣部分，洗净，切小块。

2 把冬瓜皮、西瓜皮一起放入锅中，加适量水，煎汤，倒出取汁代茶频饮。

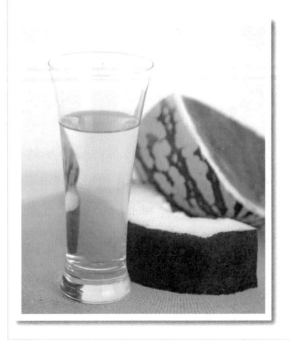

【专家箴言】

🔔 冬瓜皮可利尿消肿，常用于水肿胀满、小便不利、暑热口渴、小便短赤等。

🔔 西瓜皮也叫西瓜翠衣，是指坚硬外皮和红色果肉的中间翠绿色部分，是清热利湿的良药。

🔔 此饮清热、止渴、消痰、利小便，有利于化解湿热毒邪，促进尿酸排泄，尤其适合痰湿及湿热体质的痛风患者，以及痛风并发高血压、糖尿病、肾病水肿者。

🔔 脾胃虚寒、大便溏稀者不宜。

车前子饮

【功效】清热利尿，降低尿酸，预防痛风及痛风并发高血压、肾病水肿。

【材料】车前子30克。

【做法】
1 将车前子装入茶包内，放入锅中，加适量水，煎煮30分钟。
2 去除茶包，倒出煎汁，代茶频饮，每日1剂。

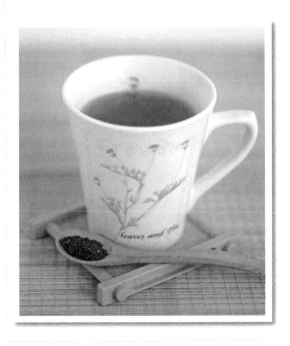

【专家箴言】

🔔 车前子有清热利尿、渗湿通淋、祛痰明目等功效。常用于水肿胀满、热淋涩痛、暑湿泄泻、目赤肿痛、痰热咳嗽等症。

🔔 此饮利尿作用强，可加快尿酸的代谢，起到预防痛风发作的作用。也适合痛风并发肾病所致的水肿、小便不利者饮用。

🔔 车前子有一定的降血压作用，痛风合并高血压者宜饮用。

🔔 车前子性微寒，有清泻作用，凡阳气下陷、肾虚精滑及内无湿热者慎用。

百前蜜

【功效】 养阴清热，宁心安神，利尿促酸，缓解疼痛。

【材料】 百合15克，车前子10克，蜂蜜适量。

【做法】 1 将百合、车前子装入茶袋，放入锅中，加适量水，煎煮40分钟，取汁。
2 待汤汁晾温，加蜂蜜调匀，每日1剂分次饮用。

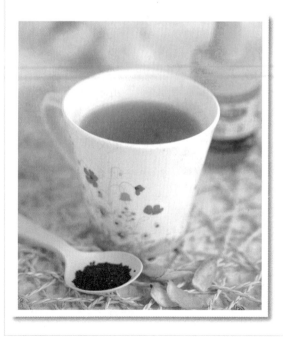

【专家箴言】

🔔 百合所含的秋水仙碱可以缓解痛风性疼痛，与清热利尿的车前子合用，可起到养阴清热、促进尿酸排泄的作用。

🔔 此饮最宜高尿酸者排酸，对预防痛风复发、缓解关节炎疼痛、防治痛风并发肾病水肿等都有一定的效果。

🔔 此饮平日常服有防病作用，在痛风急性发作期饮用，有促进排酸、缓解疼痛、加快治愈的作用。

🔔 百合、车前子均偏寒凉，脾胃虚寒、大便稀薄溏泄者慎用。

菊花山楂绿茶

【功效】 减少尿酸生成，预防痛风发作，并能防范痛风并发心血管病。

【材料】 菊花4克，山楂15克，绿茶5克。

【做法】 将菊花、山楂、绿茶一起放入茶壶中，用沸水冲泡，盖闷10分钟后，代茶频饮。

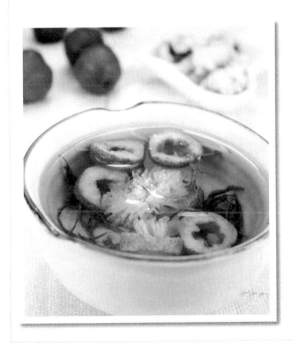

【专家箴言】

菊花有疏风散热的攻效，也常用于清热、降压、消炎、止痛、明目等，对预防痛风有一定效果。

山楂有行气散瘀、活血化滞的作用，对血瘀疼痛、饮食积滞不消、高血脂、肥胖等均有疗效。

此茶可改善人体代谢功能，化解瘀滞，清除体内痰湿、风热邪气，尤宜痛风并发高血压、高血脂等心血管病患者常饮。痛风发作时饮用也有益。

此茶有耗散作用，气虚及脾胃虚寒、便溏者不宜多饮。

玉米须茶

【功效】 清热化湿，利尿排酸，防治痛风及并发肾病、结石、高血压、糖尿病。

【材料】 玉米须15克。

【做法】 将玉米须洗净，放入锅中，加适量水，煎煮30分钟，过滤取汁，代茶频饮。

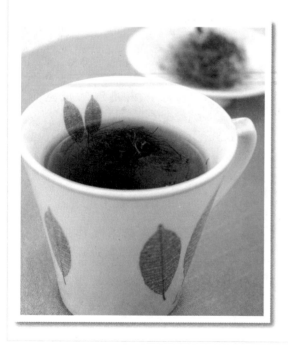

【专家箴言】

🔔 玉米须有利尿消肿、平肝利胆的功效，常用于急、慢性肾炎、水肿以及高血压、糖尿病、尿路结石、小便不利、湿热黄疸等。

🔔 此饮不仅可以通过利尿来促进尿酸排泄，对已经生成的尿路结石、初期肾结石等也有一定的排解作用。适合痛风合并肾病患者饮用。

🔔 痛风合并高血压、糖尿病患者也宜常饮。

🔔 平时吃玉米时，可将玉米须收集起来，晒干备用。

杜仲茶

【功效】 强筋健骨，补肾益精，强腰膝，缓解腿足疼痛，利小便，降血压。

【材料】 杜仲10克。

【做法】 将杜仲捣碎后放入茶包内，放入锅中，加适量水，煎煮30分钟，取汤汁，一天内分多次饮用。

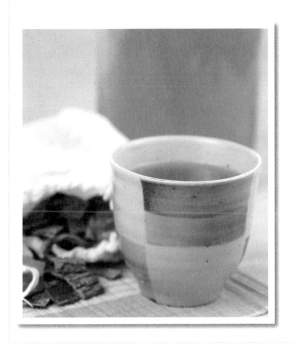

【专家箴言】

🔔 杜仲有补肝肾、强筋骨的功效，常用于肾虚腰痛、筋骨无力等虚弱症，适合痛风并发肾病者及老年肾虚腰腿痛者调养。

🔔 杜仲也有一定的利尿效果，有明确的降血压作用。

🔔 此茶可补中益精气，坚筋骨，利小便，去关节湿滞，治腰膝酸痛、腿足拘挛、屈伸不利，对风湿性关节炎、痛风性关节炎调养均有益。

🔔 阴虚火旺、内热血燥者慎用杜仲。

菊苣栀子茶

【功效】 清热解毒，利尿消肿，降低尿酸，预防痛风合并糖尿病。

【材料】 菊苣10克，栀子5克，葛根、桑叶、百合各2克。

【做法】 将菊苣、栀子、葛根、桑叶、百合分别捣碎或研成粉，装入
茶袋，放入茶壶，冲入沸水，浸泡20分钟即可饮用，一天内
可多次冲泡。

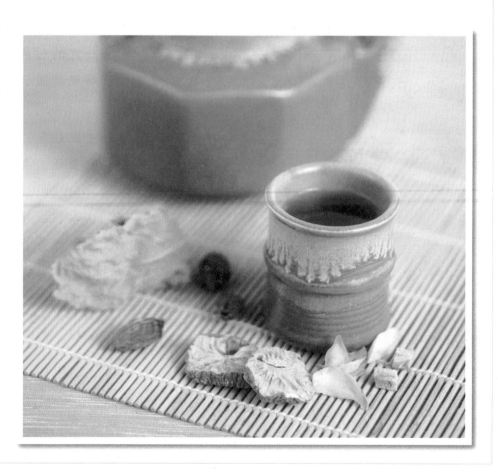

【专家箴言】

菊苣也叫蓝菊，记载出自《新疆中草药手册》，《中国药典》说它"清肝利胆，健胃消食，利尿消肿。用于湿热黄疸，胃痛食少，水肿尿少"。肝胆湿热者最宜。

栀子可泻火除烦，清热利尿，凉血解毒，常用于热病心烦、黄疸尿赤、血淋涩痛、目赤肿痛、火毒疮疡等。

葛根解肌退热，生津透疹，升阳止泻。常用于热病烦渴、湿热泄泻、高血压、糖尿病等。

桑叶可疏散风热，清肺润燥，清肝明目。可用于风热头痛、风痹、高血压、糖尿病等。

百合养阴润肺，清心安神，还可缓解痛风疼痛。

此饮能降尿酸、降血脂、降血压、降血糖，适合痛风以及兼有肥胖、高血压、高血脂、糖尿病者日常调养。

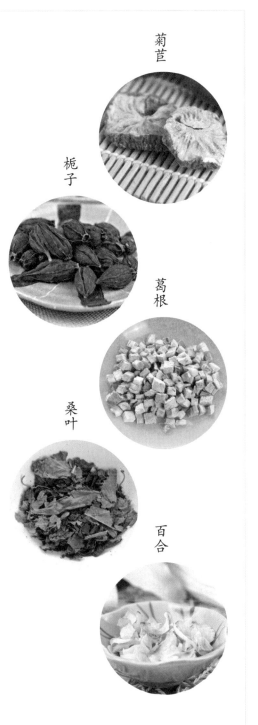

菊苣

栀子

葛根

桑叶

百合

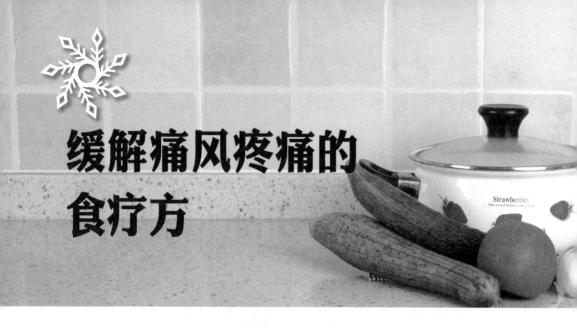

缓解痛风疼痛的食疗方

痛风患者本身正气亏虚、经脉失养、湿浊瘀滞，一旦遇到诱发因素，如饮食不节、劳累、感受外邪等，就会气血凝滞不通，使痛风急性发作，而致关节、筋骨、肌肉疼痛、肿痛、红热、麻木、重着、屈伸不利甚至肿大畸形，带来很大痛苦。

本病初期痛在肢体、关节，继续发展则会侵蚀筋骨，最后伤及脏腑，尤其是肝肾受损极大。由于此病常反复发作，迁延不愈，最终造成人体越来越虚弱。

痛风急性期，多属于风湿热痹范畴，应以祛邪扶正为原则。一方面，要清热泄浊、祛风除湿、化瘀通络，以缓解疼痛，促进排毒，阻止病情发展；另一方面，要根据阴阳气血的虚衰，注意扶持正气、养护脾肾。

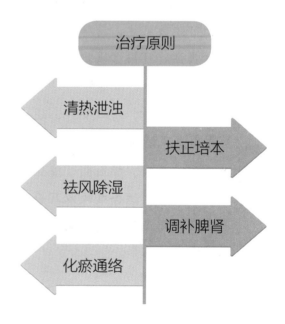

治疗原则

清热泄浊

扶正培本

祛风除湿

调补脾肾

化瘀通络

痛风百合汤

【功效】减少尿酸沉积，缓解急性痛风疼痛，减轻炎性反应，适用于痛风的任何时期。

【材料】鲜百合20~30克（干品用量减半）。

【做法】将鲜百合洗净，择成小片，放入锅中，加适量水，大火烧开，改小火，煮20分钟即可，喝汤，吃百合。（每日1次，可长期食用。）

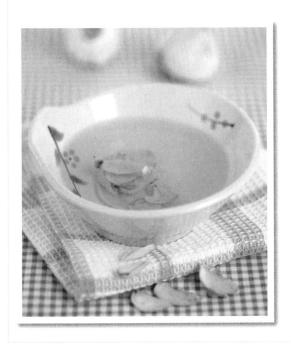

【专家箴言】

🔔 秋水仙碱是痛风急性发作期的常用药，它通过减低白细胞活动和吞噬作用及减少乳酸形成从而减少尿酸结晶的沉积，减轻炎性反应，而起到止痛作用。主要用于急性痛风，对一般疼痛、炎症和慢性痛风无效。

🔔 百合由于含有大量秋水仙碱成分，而被看作是治疗痛风的天然食疗药。

🔔 百合性寒凉，风寒咳嗽及中寒便溏者慎用百合。

樱桃羹

【功效】 祛风湿，止腰腿痛，缓解痛风关节疼痛，并能降低痛风发作的风险，适合痛风各时期食用。

【材料】 鲜樱桃100克，冰糖适量。

【做法】 将鲜樱桃洗净去核，取果肉，切成丁，放入锅中，加入冰糖和适量水，煮10分钟即成。

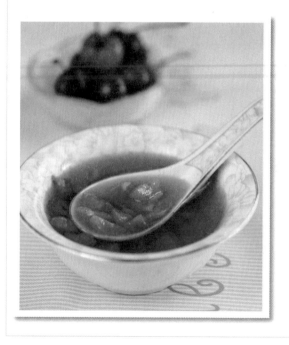

【专家箴言】

🔔 现代研究发现，樱桃中的抗氧化成分可以在人体内发挥抗炎镇痛的功效，并能降低痛风发生的危险。痛风发作时食用有一定的镇痛作用。

🔔 樱桃益气健脾，有祛风湿的功效，对四肢麻木、风湿腰腿痛、身痛均有缓解效果。

🔔 樱桃有不同的品种，产自美国、澳洲的车厘子也是其中一种，个头较大、颜色较深，与国产樱桃在功效上类似，都可以放心选用。

🔔 樱桃性偏热，内热上火者不宜多吃。

薄荷柠檬茶

【功效】抗菌消炎，通利关节，散热
　　　　解毒，缓解疼痛。

【材料】鲜薄荷叶20克（干品5
　　　　克），柠檬片2片（干、鲜
　　　　品均可）。

【做法】将薄荷叶洗净，与柠檬片一
　　　　起放入杯中，冲入沸水，闷
　　　　泡10分钟后，代茶频饮。

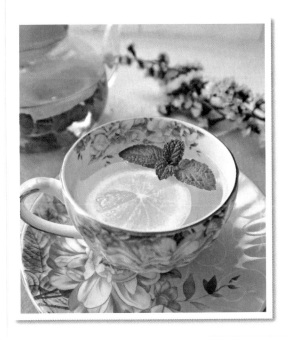

【专家箴言】

🔔 薄荷辛香走散，可
宣散风热，辟秽，
解毒，并有一定的消
炎抗菌、通利关节的
作用，对肢体拘挛作
痛、风火郁热等都有
缓解效果。

🔔 将薄荷叶揉碎，涂抹
于关节红肿疼痛处，
也有一定的镇痛、消
炎作用。

🔔 柠檬口感虽酸，却是
碱性食物，对降尿酸
非常有益，柠檬酸也
有一定的抗凝血和止
痛作用。

🔔 阴虚血燥、肝阳偏
亢、表虚汗多者忌用
薄荷。

灵芝百合茶

【功效】 滋补强壮，消炎止痛，健脑益肾，改善代谢和内分泌，尤宜老年体虚痛风者。

【材料】 灵芝10克，百合3克。

【做法】 将灵芝和百合洗净后放入锅中，加适量水，煎煮30分钟，过滤取汁，分次饮用，每天1剂。

【专家箴言】

🔔 灵芝是滋补强壮的传统补益品，常用于健脑、益肾、消炎、利尿，非常适合体质虚弱的痛风患者补益调养。

🔔 灵芝可抗衰老、降血压、抗血栓，并能全面改善人体代谢和内分泌状态，有明确的消炎、抗关节肿的作用。搭配百合，对痛风性关节炎更为有效。

🔔 痛风发作关节肿痛者，以及慢性关节炎期、痛风肾病患者均宜常饮此茶，老年肾虚体弱者尤宜。

🔔 有实证者慎服。

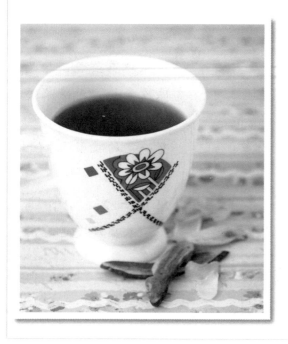

荷叶茯苓茶

【功效】 利尿效果强，促进尿酸排泄，快速缓解病情，对防治痛风肾病也有效。

【材料】 荷叶、茯苓各6克。

【做法】 将荷叶和茯苓洗净后放入锅中，加适量水，煎煮30分钟，过滤取汁，分次饮用，每天1剂。

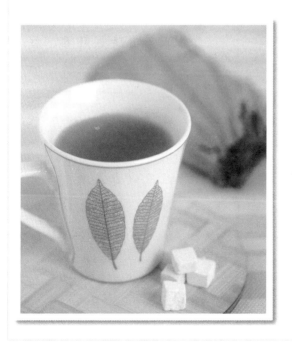

【专家箴言】

🔔 荷叶泻热渗湿，茯苓利水消肿。二者都是利尿的常用药，效果叠加，则能更有效地通利小便，促进痛风发作期间尿酸排泄，从而缩短病程、加快恢复。

🔔 此茶也适合痛风缓解期以及痛风并发肾病水肿、高血压、高血脂者饮用。

🔔 湿邪较重、腹部肥胖者常饮此茶可起到减肥、除湿的作用。

🔔 体质虚弱、大便溏泄者不宜用荷叶，虚寒精滑及气虚下陷者忌用茯苓。

丝瓜绿茶汤

【功效】祛风通络，化瘀止痛，适合痛风发作期疼痛明显者。

【材料】丝瓜100克，绿茶3克，大葱50克，盐少许。

【做法】
1 将丝瓜去皮，洗净，切成片。大葱切成小段。
2 茶叶、丝瓜片和葱段放入锅中，加适量水，大火烧开，改小火煮15分钟，加盐调味即可。

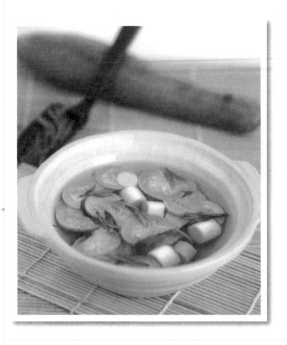

【专家箴言】

🔔 丝瓜可清热化痰，凉血解毒，通经络，行血脉，常用于热病身热烦渴、痈肿毒疮等。

🔔 大葱可发汗解表，通阳，利尿，和盐同用，可通关节，利小便。绿茶也有清热除湿的作用。

🔔 此茶有清热解毒、祛风通络、利尿排酸的功效，对痛风关节疼痛有一定的缓解作用。

🔔 丝瓜嫩者寒滑，多食泻人，故体虚内寒、腹泻者不宜多饮。

百合薏米粥

【功效】 除湿利尿，消炎退肿，缓解痛风关节疼痛。

【材料】 粳米100克，百合、薏苡仁各20克。

【做法】 1 先将薏苡仁放入锅中，加适量水，煮20分钟。
2 倒入淘洗干净的粳米和百合，续煮30分钟，至粥稠即可。

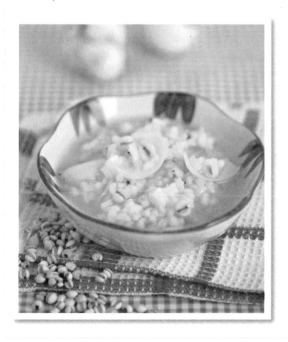

【专家箴言】

🔔 百合可缓解痛风关节疼痛，薏苡仁可利水消肿、除湿痹、舒筋脉，缓解湿痹而致筋脉挛急疼痛，并能促进尿酸排泄。

🔔 此粥对缓解痛风疼痛有特效，平日食用可起到降尿酸的作用。

🔔 此粥可作为痛风患者的主食（尤其在急性发作期间）。每日分两次，于午餐、晚餐时食用。在疼痛症状缓解后，最好继续坚持食用，每周至少1~2次，对预防痛风复发十分有效。

🔔 风寒咳嗽及中寒便溏者忌用百合。

车前冬瓜汤

【功效】 利尿排酸，通淋下气，适用于痛风小便不利者。

【材料】 车前子10克，冬瓜100克，盐适量。

【做法】 1 将车前子装入调料袋；冬瓜只去瓤，保留外皮，洗净后切成片。

2 冬瓜片和调料袋放入锅中，加适量水，煮20分钟，取出调料袋，加盐调味即可，喝汤，吃冬瓜。

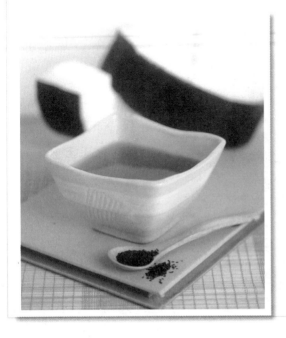

【专家箴言】

🔔 车前子清热利尿、渗湿通淋，常用于水肿胀满、热淋涩痛等症。

🔔 冬瓜有清热、利水、消肿的功效，对肾炎水肿、高血压、肥胖、动脉硬化、冠心病等病证调养均有益。

🔔 此饮利尿作用强，能让小便通利，促进排酸，缓解痛风症状。

🔔 冬瓜带皮煮汤，消肿利尿的效果最好。

🔔 车前子和冬瓜皆性寒，气虚下陷、脾胃虚弱、腹泻便溏者不宜饮用。

肆

科学运动，
体重先要降下来

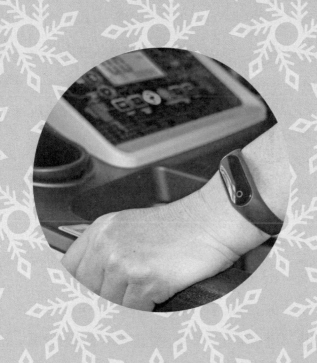

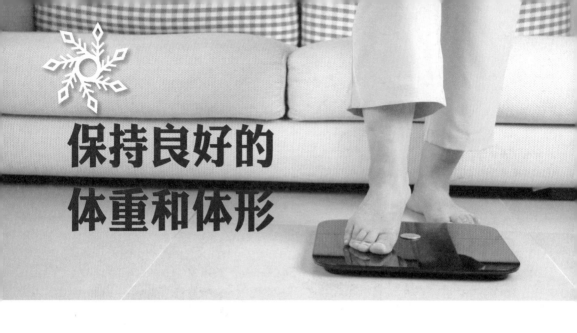

保持良好的
体重和体形

我国男女理想体重的简易计算法

男性理想体重（千克）=
［身高（厘米）－80］×0.7

如：一个1.75米的男性。

理想体重为（175－80）×0.7
=66.5（千克）

此身高的体重范围：
60~73千克之间为正常；
超过73千克为超重；
超过80千克为肥胖。

女性理想体重（千克）=
［身高（厘米）－70］×0.6

如：一个1.60米的女性。

理想体重为［160－70］×0.6
=54（千克）

此身高的体重范围：
49~60千克之间为正常；
超过60千克为超重；
超过65千克为肥胖。

男性

女性

体重在此值±10%以内，属于正常范围。

体重>10%~20%，为超重；体重>20%，则为肥胖。

此方法只适用于成年人，儿童、青少年不宜这样计算。

体质指数（BMI）计算法

体质指数（BMI）是目前国际上常用的衡量人体胖瘦程度以及是否健康的一个标准。

体质指数（BMI）$= \dfrac{\text{体重（千克）}}{\text{身高（米）}^2}$

如：一个1.75米的男性，体重85千克。

BMI$=85/(1.75)^2 \approx 27.75$，为超重，接近肥胖。

如：一个1.60米的女性，体重63千克。

BMI$=63/(1.60)^2 \approx 24.6$，为超重。

下决心减肥吧！

🔔 BMI＜18.5为消瘦，18.5~24为正常，24~28为超重，＞28为肥胖。最理想的BMI为22。

🔔 BMI指数不分男女，但男性骨骼一般比女性重，所以BMI指数也比女性偏高一些。男性多在20~24之间，女性多在18~23之间。

🔔 此方法不适用于18岁以下的青少年、骨骼及肌肉较重的运动员、怀孕及哺乳的妇女、身体虚弱或久坐不动的老年人。

超重、肥胖者更容易患痛风，保持理想体重可以大大降低痛风的发病率，大体重者一定要先减肥。

腰臀比更重要

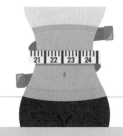

腰臀比是腰围和臀围的比值，是判定中心性肥胖的重要指标。

腰臀比的比值越小，说明越健康。此方法比普遍使用的体质指数法（BMI）更为准确。

腰臀比大，表明腰围偏大，接近于臀围，脂肪存在于腹部，即为中心性肥胖（也叫苹果型肥胖、内脏脂肪型肥胖），更容易发生代谢功能障碍及心血管疾病，痛风的发生率也更高，是健康的危险信号。

研究数据表明，即使两个人体重、身高完全一样，如果体形不一样，那么腹部脂肪多的人，也就是腰臀比大者，未来患高血压、高血脂、糖尿病、冠心病、中风、痛风等疾病的概率要高于腹部脂肪少的人。这就是人们常说的"腰带长、寿命短"的原因所在，因此，腰臀比是健康的风向标。

腰臀比 ＝ 腰围／臀围

🔔 正常的腰臀比，男性在0.8~0.9之间，女性在0.7~0.8之间。

🔔 当男性腰臀比＞0.9，女性腰臀比＞0.8，即为中心性肥胖。（欧美白种人偏高一些，界定标准为男性＞1.0，女性＞0.85）

🔔 随着年龄增长，腰臀比逐渐增大是正常的，但如果超过了临界值，就要高度警惕了。

四肢纤细但有啤酒肚者最为危险

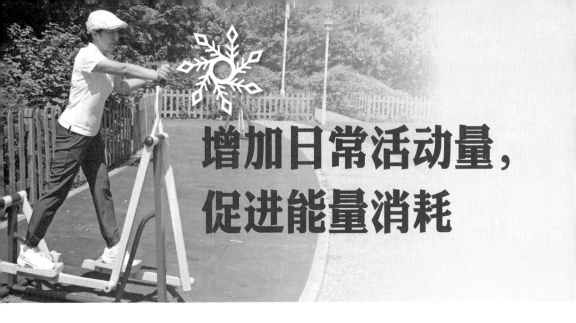

增加日常活动量，促进能量消耗

想要减轻体重，就要增加日常身体活动量，这包括各类不同强度的运动和日常活动，以促进多余能量的消耗（《常见身体活动强度和能量消耗表》见本书附录第193页）。

超重或肥胖者一定要改变久坐不动的生活方式，让自己多多运动起来。并不是只有跑步、器械练习等体育运动才是运动，其实，运动的范围很广，很多时候也并不需要专门抽时间去进行运动。在我们的日常生活中完全可以将零碎时间利用起来，进行适合自己的运动，达到锻炼的目的。

如在办公室工作1小时，就站起来活动一下，来回走一走，伸展一下四肢或上下楼梯，都可以起到运动的效果。

上下班的路上选择步行、骑自行车，也是非常好的锻炼方式。坐公交车或开车上班者，可以提前一站下车或停车，然后快步走过去。吃完晚饭之后，到小区或者公园散散步，都能达到锻炼的目的。

争取所有机会让自己动起来，养成活跃的生活方式，对减轻体重非常关键。体重大者往往容易困乏、慵懒，但为了健康，从现在开始改变吧！

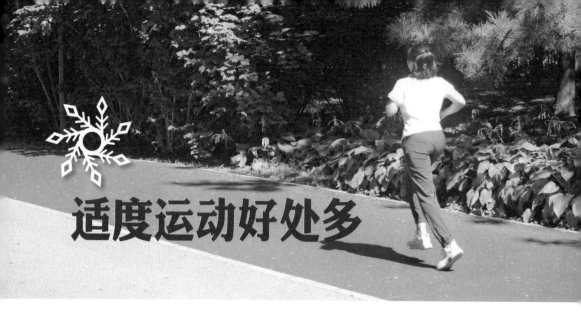

适度运动好处多

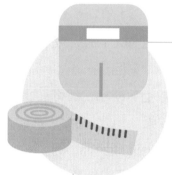

避免肥胖，保持良好体形

痛风患者多兼有肥胖，规律运动有助于消耗热量，减轻体重，避免肥胖，增加肌肉含量，减少脂肪堆积，全面改善人体代谢功能，尤其对腹部肥胖（内脏脂肪型肥胖）有良好的控制作用，使人保持健康的体形。

促进尿酸排泄，预防痛风发作

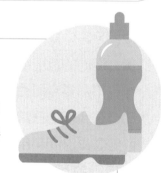

适度运动，并补充足够的水分，可促进体内尿酸的排泄，降低尿酸水平。运动还能起到改善血液循环、活血化瘀的作用，新陈代谢旺盛了，尿酸盐在关节周围的沉积也会显著减少，从而起到预防痛风发作的效果。

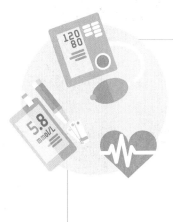

有利于控制血压、血脂和血糖

痛风患者也常伴有高血压、高血脂、糖尿病等问题，规律运动能增强心肺功能，促进气血运行，扩张血管，增加胰岛素的敏感性，减少低密度脂蛋白，增加高密度脂蛋白，从而全面改善人体内分泌及代谢功能，降低血糖、血压和血脂，预防并发糖尿病及心血管疾病。

提高关节、肌肉功能和活力

适度运动有利于提高关节的灵活度，增强肌肉的力量及柔韧性，预防发生肌肉萎缩、痉挛以及关节僵硬、胀痛等关节病变，对防治骨质疏松也十分有益。

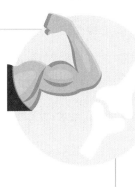

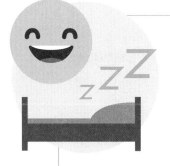

调节心情，舒畅心胸

运动也是调节心理状态的良药。长期的情志不调是诱发各种疾病的重要因素，如能坚持运动，可让人增强自信心，减轻压力，改善睡眠，防治便秘，缓解焦虑、抑郁及孤独感。多在温暖的阳光下运动，改善心情的效果非常显著。

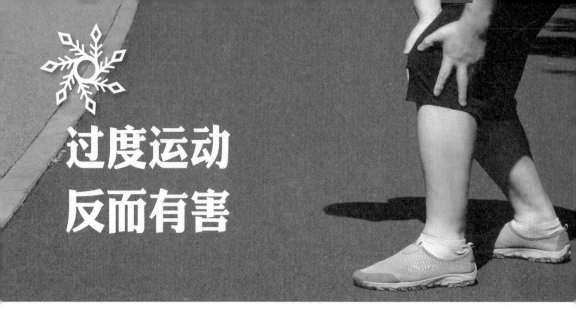

过度运动
反而有害

痛风患者在运动时，一定要注意适度，不要让身体过于疲劳，特别要避免大汗淋漓、精疲力尽、全身酸痛的剧烈运动，否则"过犹不及"，反而对身体有害。

脱水不利于尿酸排泄

运动时出汗过多，又没有及时补水的话，排尿量就会减少，不利于尿酸的排泄，此时尿酸水平反而会大幅升高。

剧烈运动诱发痛风发作

如果运动量过大或过于剧烈，会产生大量乳酸，导致肌肉、关节酸痛。体内的乳酸在与尿酸的排泄竞争中占有优势，也就是说，人体会优先排泄乳酸，所以，必然导致尿酸排泄减少，尿酸急剧升高后形成尿酸盐，沉淀在关节处，就诱发了痛风。许多大运动量训练的运动员也会痛风发作，就是由于剧烈运动造成的，它是诱发痛风的一个重要原因，在运动时切记不可过度。

造成关节损伤

过度运动还容易造成关节的扭伤或挫伤，尤其是承重的下肢关节，也是痛风容易发作的部位，如膝盖、脚踝、足部、跟腱等部位。一旦关节受伤，体内尿酸含量又居高不下，更增加了痛苦。尤其是超重、体形肥胖者，在运动时更要注意保护关节，避免受伤。

运动到汗如雨下、全身酸痛，反而会诱发痛风哦！

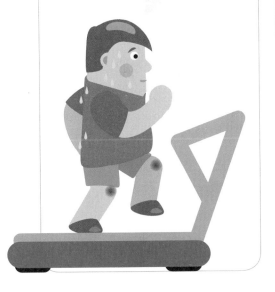

发生心脑血管意外

运动强度过大、运动时间过长，人体的心血管系统难以承受时，就容易发生血压飙升、心力衰竭，甚至出现心肌梗死、卒中等高危急症，危及生命。痛风患者往往合并有高血压、心脏病等心血管疾病，发生心脑血管意外的可能性更大。

发生低血糖

痛风患者合并糖尿病的非常多，运动过度时，不仅心血管不堪重负，也容易发生低血糖现象，出现疲乏、饥饿、头晕、手抖、眼花、意识模糊等状况，严重者很快会昏迷，危及生命，十分危险。尤其在用餐2小时以后运动以及注射胰岛素者，应注意携带糖果、糖水等应急食品。

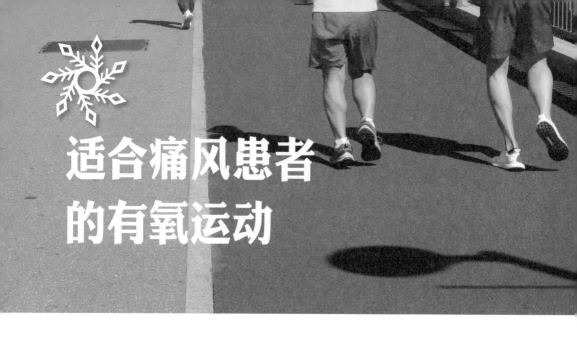

适合痛风患者的有氧运动

什么是有氧运动

有氧运动是指需要氧气参与运动中能量供应的运动，多为节奏慢、持续时间较长、中低运动强度的恒常耗氧运动。

中度有氧运动以感觉运动时有点用力、微微出汗、心跳（50%~70%最大心率）和呼吸加快但不急促、运动后感觉轻松舒适为最佳。

有氧运动对于提高心肺功能、促进人体代谢最为有益，安全性也较高。而且，有氧运动便于坚持，燃烧脂肪的效果好，每天30分钟以上的有氧运动是公认的最佳减脂运动方式。

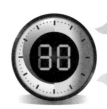

每天30分钟以上

每周5天
（每周不少于150分钟）

常见的有氧运动有快走、慢跑、骑自行车、打太极拳、打乒乓球、打羽毛球、爬山、爬楼梯、游泳、做健身操、打高尔夫球等。

建议每周运动5天，每天不少于30分钟。研究发现，即使一次进行短时的体育运动，如每次10分钟，累计每天30分钟，也是有益的。

步行

简单的步行是人类最佳运动方式，安全性最高，适应面最广，也最容易长期坚持。长时间、有节奏地步行，能全面改善全身供氧状况，促进血液循环，加快新陈代谢，给肌肉、骨骼、关节以适度的刺激和锻炼。此外，步行还有助于瘦身、降压、降脂、降糖，减少尿酸沉积，促进睡眠，放松心情。

步行方法

步行时挺胸抬头，步伐大小适中，保持一定的节奏。摆起手臂，也可适当拍打胸腹及腰背。

步行速度

中速最宜，以80~100步/分钟（或5千米/小时）、微微出汗、心率100~110次/分钟为佳。

步行时间

每天1~2次，每次30分钟。可根据自己的身体状况调节速度和时间，也可穿插到日常生活中，少量多次进行。最好用手机记录每天的步数，便于自我监督。

注意事项

最好在空气清新处步行，森林公园最佳，有平坦的专用步行道更好。空气质量不佳时不宜在室外长时间步行。

步行应穿着吸汗、速干的衣服，选择舒适合脚、柔软透气的鞋和袜。

脚趾关节有痛风史及合并糖尿病者，切忌赤足步行或踩石子路。

慢跑

慢跑能促进人体血液循环，增强心肺功能，快速消耗热量，改善人体代谢障碍。相对于步行来说，慢跑燃脂效果更快、更好，10~15分钟就能达到步行30~60分钟的效果，是快速有效的减脂法。但慢跑对心肺功能、骨骼及关节承受力要求更高，更适合体力较好的中青年高尿酸血症及痛风患者。对于体质偏弱、老年人、心脏病及体重过大者来说，跑步运动并不适合。

慢跑方法

跑时步伐小一些，腿不要抬太高，让手臂自然摆动。前脚掌着地，而不要用脚跟着地。

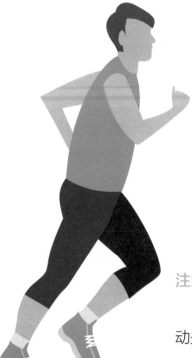

慢跑时间

一周3~5天，每天跑10~30分钟（根据自己的体力状况而定）。体力活动少者可先从1~5分钟开始，少量多次进行，逐渐增多，慢慢适应。

慢跑速度

速度要慢，不要快跑，6~7千米/小时为佳，每次跑3千米为宜。也可根据体力，走跑结合，以不气喘吁吁、心率120~130次/分钟为佳，避免心率过快。

注意事项

跑步前一定要先做准备活动，如拉伸、活动关节等，待身体活动开再开始跑。

骑自行车

骑自行车能增强腿部力量和全身平衡、协调能力，运动量适中，关节承重较小，可避免损伤，尤其适合体重较大者锻炼。

现在我国各大城市里，共享单车十分普遍，这让骑行变得更方便、更容易。每天上下班路上少开车，多骑单车出行，不仅绿色环保，减轻城市污染，还能锻炼身体、降脂瘦身、沐浴阳光、愉悦身心，何乐而不为！

骑车方法

保持一定节奏，匀速或变速骑行均可，背部为曲、感觉腿部稍用力、微微出汗为佳。

骑车时间

每天1~2次，每次15~30分钟为宜。（上下班骑车最佳）

骑车速度

以12~16千米/小时为佳。体力较好的人可达到16~19千米/小时。不要骑得过快，以确保安全。

注意事项

室外骑车安全第一，避免颠簸、陡坡、人多、车多等路况复杂及危险地段。严格遵守交通规则，莫上机动车道或人行道，不要骑车带人。

骑行中要特别注意做好保暖、防风、防晒措施，注意及时补水。空气不佳、天气寒冷时少外出骑行。

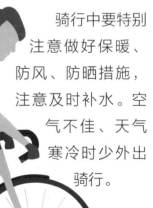

游泳

人体在水中时，肌肉、关节运动不易感觉疲劳，能有效增强心血管功能、舒畅心胸。游泳的热量消耗较大，属于高耗能的有氧运动，但对关节的损伤很小，能最大程度地保护肌肉和关节，避免承受过大的压力和冲击，并能有效促进代谢、减轻体重、减轻心脏负担，所以，游泳比陆上运动更安全，非常适合体型肥胖、关节功能不良者。

游泳方法

从泳姿耗能程度上看，蝶泳耗能最大，其次是蛙泳，之后是自由泳和仰泳。游泳动作不宜太大，最好采用不太费力的泳姿，如仰泳、自由泳等。

游泳时间和速度

每周 2~3 次，每次 1~2 小时，在水中停留 30 分钟就上岸休息一下。以中慢速度为宜，不要憋气快游。

注意事项

游泳前要先在岸上做些准备活动，把肌肉、关节活动开再下水。也可用池水擦身，适应一下水温，避免抽筋。

水温不宜太低。夏季游泳最佳，冬季如果室内水温较低，不建议游泳。禁止户外冬泳。

游泳后的一个问题是饥饿感强，导致进食量增加，此时如能控制饮食，减重效果才会好。

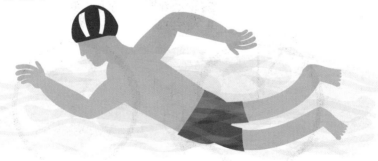

打太极拳

太极拳是我国传统的健身法。它动静结合，刚柔相济，动作舒缓柔和、协调沉稳，还能让人宁心静气，安养精神。一套拳打下来，微微出汗，运动量适中，又恰当地活动了身体各部分的肌肉、筋骨和关节，使全身气血畅通，平衡性和协调性增强，尤其适合不宜剧烈运动者及中老年人。

打拳方法

太极拳的套路很多，比较容易学习和掌握的是"24式简化太极拳"。即便做不下全套动作，或无法每个动作都到位，只选择几个全身性动作，也能起到很好的锻炼作用。打拳时可根据自己的体力状况控制动作幅度。

打拳时间

每天1~2次，建议上、下午各做一次。每次打拳时间可根据体力状况调整，以感觉轻微出汗、舒适不累为准。

注意事项

要找无风、安静、空气清新之处打拳，室内外均宜。

要做到心静体松：在思想上应排除一切杂念，不受外界干扰；在身体上，有意识地让全身关节、肌肉达到最大限度的放松状态；在呼吸的控制上要自然、放松。

在熟练的基础上尽量做到动作圆活连贯、虚实分明。

穿上宽松、吸汗、透气的衣裤，平底、柔软的布鞋或运动鞋，打太极最为舒适。

做瑜伽

　　瑜伽是一种起源于印度的健身方式。它通过静心、冥想、调息、体位变化等方法来达到身体与心灵的和谐统一。瑜伽对于痛风患者有特别的好处，一方面它不是剧烈运动，非常平和缓慢，安全性较高，另一方面，它对于增强关节的柔韧度和灵活性、减少骨骼间的摩擦非常有益，有助于痛风及关节炎的预防。此外，瑜伽还能有效改善失眠、烦躁、紧张、劳乏等不适。

瑜伽方法

　　瑜伽与太极拳类似，有很多动作和套路，可以从简单的动作学起，先选择自己力所能及的姿势，逐渐增加动作，以锻炼身体不同部位的肌肉和关节。（通过图书、网络或报瑜伽班的方式都可以学习）

瑜伽时间

　　每天1~2次，每次时间不限。清晨做可拉伸筋骨，活化气血，让白天更有精神，头脑更清醒。晚间临睡前做可缓解一天的疲劳，放松身心，促进睡眠。

注意事项

　　做瑜伽时一定要选择无风、安静、舒适的场所。由于动作中关节、筋骨的开合、拉伸程度较大，此时切忌贼风侵袭，因此必须避开风口，注意保暖。

　　对于刚开始练习、身体比较僵硬的人，切不可逞强，动作要慢慢来，逐渐到位，不要强行做高难度动作，以免发生扭伤。

　　一些瑜伽动作中体位变化很大，如发生头晕目眩等不适，应马上停止，切勿强求。

踢毽子

踢毽子是我国传统的健身活动，也是良好的全身性运动，运动量可大可小，男女老少皆宜。常踢毽子可改善全身血液循环，促进代谢，增强关节、韧带、骨骼、肌肉的功能，提高灵敏性和平衡性。对于痛风患者，踢毽子尤其能促进下肢的局部血运，适度的刺激使腿脚更灵活，也避免了尿酸盐在膝盖、脚趾等处的沉积，对预防痛风发作有特别的益处。

踢毽子方法

踢毽子没有时间和场地限制，可随时进行。在踢毽子时，最好脚尖、脚跟、脚背都用到，增加趣味性和灵活性，也让腿脚各部位都得到有效锻炼。

单人、双人或多人踢毽子均宜。

踢毽子时间

每天2~3次，每次5~10分钟，最多20~30分钟，就能达到很好的效果。非常适合没有完整运动时间或场地受限者。

注意事项

最好选择轻薄、平底、柔软的布鞋或运动鞋，避免摔倒或崴脚。

在踢的时候，不要大力，也不要强迫自己去做一些不能做到的动作，能接的接，不能接的放弃，切忌好胜心强，造成肌肉、筋腱或关节的拉伤、扭伤或挫伤。

适合痛风患者的力量练习

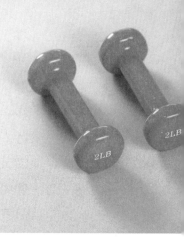

力量练习是有氧运动的重要补充

长时间有氧运动是消耗脂肪的最佳方式，而增强肌肉力量的运动方式也有非常好的辅助作用。研究发现，在进行有氧锻炼的基础上，增加一些力量练习可以起到消耗脂肪、增加肌肉、强壮骨骼和关节的作用，对预防痛风发作以及痛风后期的关节肌肉萎缩都有很好的效果。

力量训练主要是抗阻运动，锻炼部位包括上肢、下肢、躯干等主要肌肉群。以哑铃练习为主的中等强度锻炼为宜。

每周联合进行有氧运动和抗阻力量运动，可获得更大程度的代谢改善，减肥效果更好。

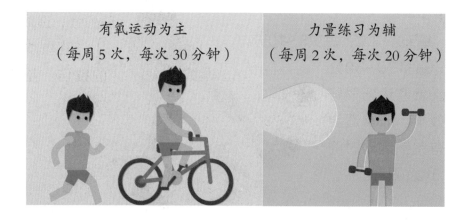

有氧运动为主
（每周 5 次，每次 30 分钟）

力量练习为辅
（每周 2 次，每次 20 分钟）

哑铃是力量练习的最佳选择

使用哑铃进行力量练习，可给予全身肌肉、骨骼、关节以适度的负重和刺激，起到全面增强肌肉力量、提高骨密度、提高关节柔韧性的作用。

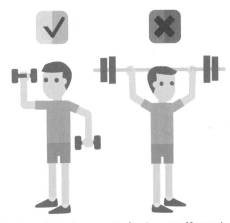

小负重，多次数　　大负重，无氧运动

哑铃练习的方法

哑铃练习并没有固定的标准套路，就是在单纯举哑铃的基础上，增加一些肢体动作，以减轻枯燥感，并让更多的肌肉部位受到负重锻炼。如尽量让上臂做各个角度的屈伸、上举、旋转，最好配合腰部和腿部动作，以达到全身负重锻炼的目的。

哑铃练习的时间和频率

哑铃练习以每周2次、每次20分钟为宜。每次间隔应大于2天（48小时），以保证肌肉有舒缓、恢复的时间，也避免产生乳酸过多，影响尿酸排泄。

小重量哑铃最宜

痛风患者适合小重量、多次数的力量练习，原则是负荷重量宜小不宜大，采用的负荷重量应该能连续完成25次练习为最佳。

哑铃可从最轻的小重量开始，女性和老年人一般从1千克哑铃开始，不宜加重。体质好的中青年男性可从3千克开始，逐渐加重，但痛风患者不宜举太重的哑铃或杠铃，以免关节受损。

🔔 如果痛风兼有高血压、心脏病者，应避免进行负重力量练习，禁止大重量及憋气举重动作。

🔔 老年体弱、骨质疏松、关节疼痛者不宜进行力量练习。

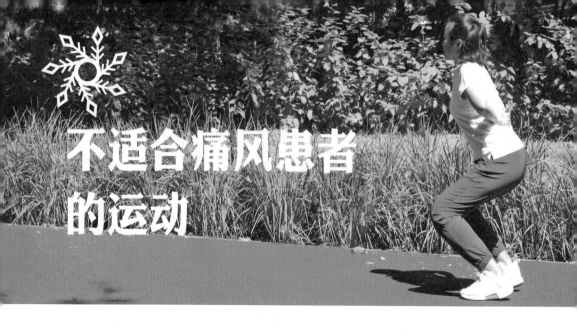

不适合痛风患者的运动

最好避免无氧运动

无氧运动是指肌肉在"缺氧"的状态下高速剧烈的运动。如举重、百米冲刺、摔跤等，此时机体在瞬间需要大量的能量，正常的有氧代谢已不能满足身体需求，于是通过无氧代谢迅速产生大量能量，这种状态下的运动就是无氧运动。

无氧运动的特点是：高强度，持续时间短，节奏快，运动后心率明显增快（150次/分钟），大汗淋漓，气喘吁吁，不能正常说话，全身或局部肌肉酸痛，疲惫不堪且恢复缓慢。

由于无氧运动过程中没有足够的氧气供应，导致体内产生大量的乳酸，这也是产生酸痛感的原因。而乳酸会抑制尿酸的排泄，使体内尿酸水平显著增高而诱发痛风。因此，高尿酸血症及痛风患者最好避免进行无氧运动。

痛风患者多合并有肥胖、高血压、糖尿病等，这类人群更加不适合无氧运动。超负荷的高强度运动对心血管功能要求很高，容易诱发心血管危症，甚至猝死！

这些运动不要做

短距离赛跑，冲刺跑

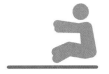

跳远

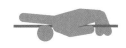

跳高

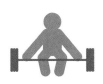

举重

投掷

短距离冲刺游泳

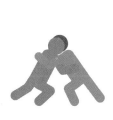

摔跤

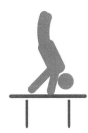

单杠，双杠

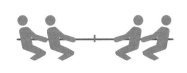

拔河

深蹲训练

俯卧撑

快速仰卧起坐

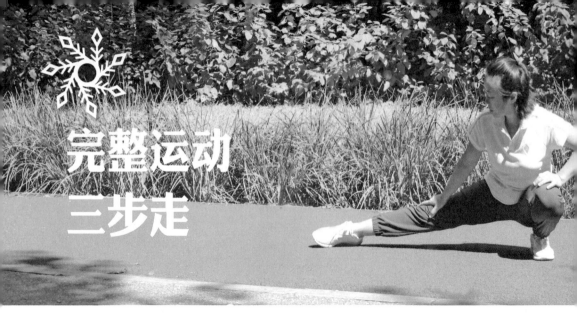

完整运动三步走

运动过程要循序渐进，很多运动伤害或意外都是由于准备活动不到位造成的。尤其是对于平时运动量很少，突然开始运动的人，身体往往不能适应。所以，运动务必要"有头有尾"，应采用三段式运动法，即准备活动、训练活动和整理活动。

1 准备活动 （5~10分钟）

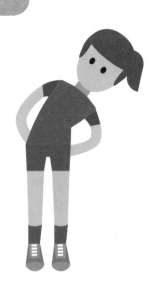

准备活动即热身运动，多采用低水平有氧运动，活动强度比较小。目的是放松和伸展肌肉、提高关节及关节周围组织的灵活度和心血管的适应性，预防运动诱发心脏不良事件及关节扭伤等运动伤害。

准备活动可以伸展肢体、压压腿、弯弯腰、活动旋转手腕及脚踝等部位。一般5~10分钟即可。

2　运动过程 （20~30分钟）

运动过程包括长时间有氧运动以及适度的肌肉力量锻炼。一般以长时间、低强度的有氧运动、柔韧性运动为主。运动项目、运动强度及运动量应遵医嘱或根据自己身体状况来选择和控制。

一次性运动时间至少持续20分钟以上。体力较好的中青年人可以增加到30~40分钟。一定要避免运动过度，进入无氧运动状态。

3　整理活动 （5~10分钟）

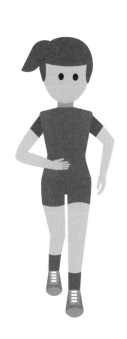

整理活动又称为结束活动或放松活动，目的在于使高度活跃的心血管系统逐步恢复原状，有利于运动系统的血液缓慢回到心脏，避免心脏负荷突然增加，诱发心脏不良事件。此外，整理活动还有助于缓解肌肉酸痛，增加关节和肌肉的柔韧度，防治运动突然停止对身体的损伤。所以，整理运动是运动结束前必不可少的步骤。

整理活动一般采用小强度放松性运动，可以是慢节奏有氧运动的延续或是柔韧性训练，如慢走、原地踏步、拍打身体、甩甩手臂、抖抖下肢等。运动强度越大者，整理放松的时间应越长。

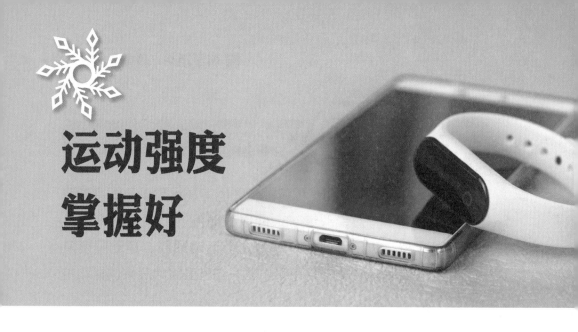

运动强度掌握好

每个人的体质、年龄不同，能承受的运动负荷也不同，运动强度应根据自身状况来掌握，循序渐进。尤其是对于平时没有运动习惯的人，开始运动时应从短时间的轻微活动，即小运动量开始。随着体质的增强，逐渐增加运动强度和时间。

运动强度与最大耗氧量

最大耗氧量和自我感觉疲劳程度是衡量运动强度的标准之一。运动时自我感觉越吃力、运动后越疲劳，运动耗氧量也越大。

运动强度	自觉疲劳程度	最大耗氧量
低强度	轻松不累，无汗、无发热，心率无明显加快，适合老年、体弱及并发心血管病者	20%~40%
中强度	感觉稍累，适度出汗，肌肉轻度酸胀，食欲、睡眠良好，次日精力充沛，痛风者最宜	40%~60%
高强度	感觉累，运动中相当吃力，但能坚持到运动结束，有乏力、肌肉酸痛感，痛风者不宜	60%~80%
极高强度	感觉很累，非常吃力，胸闷、心慌、气短，难以坚持，饮食、睡眠受影响，痛风者切忌	80%~100%

心率控制法

最佳运动心率是多少

运动强度也可根据运动时的心率来判断。中等强度运动以最大心率的50%~70%为佳，超过70%，最好就要减慢或暂停休息了。

最大心率（次/分钟）= 220 - 年龄

如：一个46岁的痛风患者

最大心率 =（220 - 46）= 174次/分钟

最佳运动心率 =174×（50%~70%）= 87~122次/分钟

70岁以上的老年人不适用此公式，应根据身体状况、病情轻重和自我感觉确定运动强度。

监测运动心率的方法

佩戴可测量心率的运动腕表（运动手环），配合智能手机的运动软件，能随时监测心率并记录数据，非常方便。

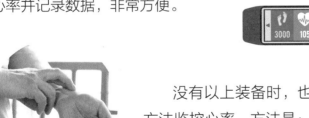

没有以上装备时，也可以采用自测脉搏的方法监控心率。方法是：自测脉搏10秒，将脉搏数×6，即为实时心率。

运动时间
安排好

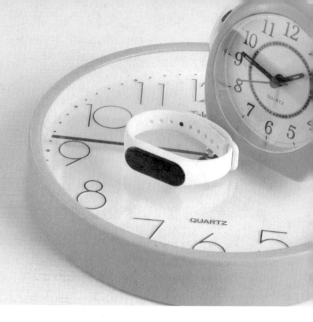

最佳运动时间

最佳运动时间应在餐后1~2小时，如7~9点、13~15点、18~20点。在这3个时间段进行运动，人体血糖正是高峰期，能量供应充足，人的体力、耐力、柔韧性都处于最佳水平，运动机能更好，运动量稍大也不容易感到疲劳，恢复更快，安全性更高。

排除天气不佳的因素，上午、下午运动最好在室外阳光下进行，阳光对促进骨骼、关节的健康特别有益。而晚间的运动应强度低一些，做些慢走运动，天黑得早时，最好在室内进行，以免光线不足，运动中关节受伤，保证安全是第一位的。

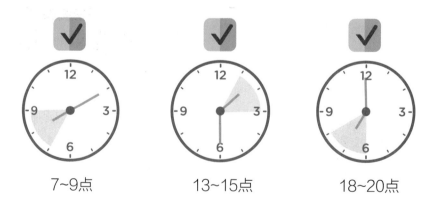

7~9点　　　　13~15点　　　　18~20点

这些时间不宜运动

清晨时

清晨是人体血压的"晨峰期"，一旦运动不当，心脏负担加重，很容易发生心血管意外。

从气候上看，清晨比较寒冷，尤其是秋冬季节，人体受寒后，一方面血管急剧收缩，易发生心血管意外；另一方面，寒冷是促进尿酸盐沉淀、诱发痛风的重要因素。所以，痛风患者最好避开这一时间，等室外温度升高后再外出锻炼。

现代城市中，清晨的空气积存了大量的浊气和污染物，空气质量差，这时起床锻炼，身体也容易受到浊气、寒气、雾气甚至灰霾的伤害。

 有些人清早起来不吃饭就出门运动，这种做法是将"清晨"和"空腹"两个不良因素叠加，更容易发生危险。

空腹时

餐前空腹时运动能量不足，不仅运动能力受影响，还可能导致低血糖，出现头晕、手抖、疲惫乏力，甚至摔倒受伤。如果一定要运动，应事先少量加餐。

饱餐后

在刚刚饱食的情况下，全身血液要调动起来向消化系统集中，以保证更好地消化食物，此时心血管的负担本已加重，再运动的话会雪上加霜，还会影响消化功能。饱餐至少30分钟以后才能进行运动。

临睡时

晚间运动不宜在临睡前，否则易引起神经兴奋，身心都难以平静，不利于睡眠。一般睡前1~2小时应以安静休息为主，避免长时间的有氧运动，但可以做瑜伽等促进身心放松的运动。

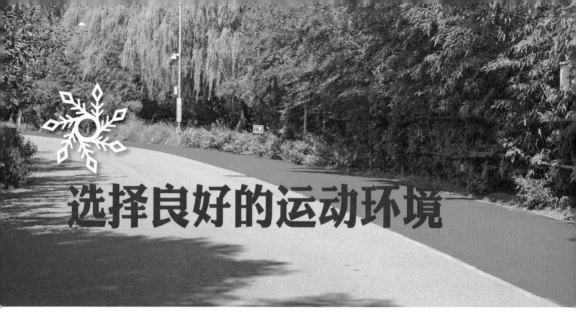

选择良好的运动环境

运动要有好环境

　　自然环境是影响锻炼效果的重要因素，运动宜在公园、林间、花园、草地、田野等阳光和煦、空气清新、清静安全、体感舒适处进行。空气污染、外界环境过冷或过热时，均不宜长时间运动。天气不佳时可转入室内运动，并保证室内有舒适的温度、湿度和空气质量。

这些环境不宜运动

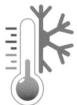 寒冷：体温过低会促使尿酸盐析出，诱发痛风。

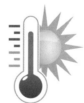 炎热：出汗过多，导致排尿减少，尿酸排泄受阻。

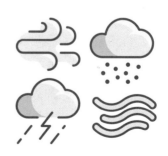

风、雨、雪、雾霾、沙尘：极端恶劣天气使人易受风、寒、湿等邪气侵袭，诱发或加重病情，而且容易摔倒，很不安全。

❌ **喧闹、拥挤的道路：** 吸入大量浮尘、汽车尾气等污染物，影响身体健康，尤其是进行有氧运动时，无异于人肉"吸尘器"。这样的环境还使人心情烦躁，易发生各种冲突。来往车辆过多也有很大的安全隐患。

❌ **密闭的地下室：** 地下室的空气流通性差，相对缺氧，而且缺少阳光照射，阴气重而阳气少，长期在此健身锻炼反而不利于身体健康。不少健身房都在地下室，习惯在健身房健身者也要多去户外调剂一下。

不同季节的运动调整

春季

春季多风邪，且春寒料峭，寒风邪气最易侵入筋骨关节，引发疼痛。所以春季运动时最应注意防风保暖。

夏季

夏季炎热，运动时出汗多，一定要多补水。运动后切忌多饮冰水，或猛吹电扇、空调，避免寒冷刺激。

秋季

秋季是进行户外运动的大好时机，但要注意季节交替时温差大，要及时增减衣服。秋季较为干燥，要多补水。

冬季

冬季严寒刺骨，一旦受寒易诱发痛风，且风雪交加，户外运动容易摔倒骨折，为保证安全，宜多在室内运动。

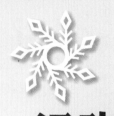

运动需要
准备的物品

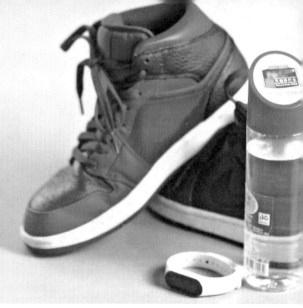

水杯

痛风患者要特别注意补充水分，保证足够的排尿量，才能有利于尿酸的排泄。

一般运动前先喝上一杯水，运动后再喝一杯水。如果运动时间较长，或天气炎热、出汗较多时，运动过程中也要少量多次补水。

痛风患者不宜多喝市售的汽水、果汁等含糖饮料，所以，自备水杯是运动时的必需。带刻度的水杯可监控每天的饮水量，是最佳选择。天气转冷时要改用保温杯，避免喝入凉水，使身体受寒。

智能手机、运动手环、体脂秤

现代生活已经离不开智能手机，选择一款你喜欢、好用的APP，配合可以随时监测心率、步数甚至可以监测血压的运动手环，运动更安全有底。户外运动时，手机还有定位、运动线路地图等功能，便于计算里程，了解自己每日的锻炼情况，能起到监督、记录的作用。

家里准备一个体脂秤（体重秤也可），定期测一测体重变化。体脂秤可与手机连接，并对你的身材、体质状况、锻炼情况做出评估，提出合理建议，有助于坚持和改善运动计划。

合适的鞋、袜

痛风最容易在脚趾、脚踝等处发作，所以，痛风患者要注意保护好足部。运动中离不开足部受力，如走、跑、跳太多，容易使足部受伤、破损，因此选择能保护好足部的鞋、袜太重要了！

首先，运动时首选高帮、平底运动鞋。高帮有助于保护脚踝部位，平底便于运动。全脚掌（或半脚掌）气垫的运动鞋防震效果最佳，在运动中能减轻对腿、足部关节的冲击，起到一定的减震作用。运动鞋的鞋头一定要宽松，切忌挤压脚趾部位，引起关节疼痛。

袜子选择纯棉或速干的均可。五指袜可将各个脚趾分开，避免摩擦、挤压和冲击，保护脚趾效果好。

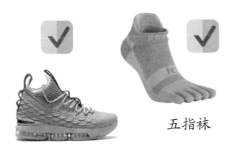

五指袜

高帮气垫鞋

选好运动服装

寒冷是诱发痛风的一大因素，痛风患者要特别注意防寒保暖。运动服的选择应以宽松、舒适、透气、保暖为原则。

运动服可以是纯棉，也可以是速干材质。如果是户外运动、出汗较多时，贴身衣服最好是速干材质，因为纯棉衣服吸汗后不易干，如果有冷风一吹，很容易着凉，而速干衣裤可快速排汗，使身体保持干爽，即便下雨淋湿，也能很快干透，可抵御多变的天气，避免身体受寒。

零食

长时间外出进行有氧运动时，最好带些零食，如饼干、点心、糖果等能快速补充糖分的食物。特别是用餐2小时之后运动，容易饥饿感增强，体力不支，甚至发生低血糖。痛风合并糖尿病者尤应注意。

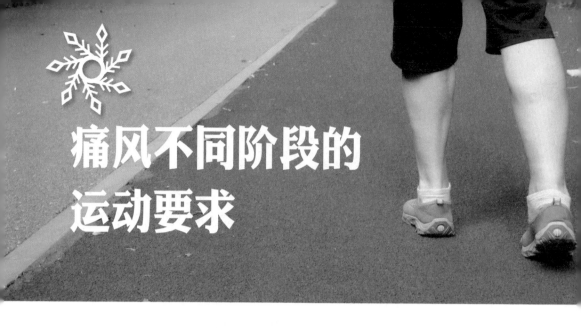

痛风不同阶段的运动要求

急性发作期 — 卧床休息 不宜运动

痛风急性发作时，关节红肿疼痛，稍微动一下都会疼痛加剧，运动是不现实的。此时应卧床休息，可在不痛的部位做些按摩，转移一下注意力，缓解疼痛。待疼痛减轻后，可进行不痛部位的局部运动，如脚趾疼痛，可适当活动上肢。

痛风间歇期 — 抓紧康复 积极运动

痛风间歇期是一次痛风急性发作后至下一次痛风急性发作前的中间阶段，也是运动的最佳时期。这段时间如果能从饮食上合理控制，配合积极有效的运动，既能降尿酸、减体重，又能起到预防下一次痛风急性发作的效果。一般急性期过后，关节活动正常自如，没有任何不适，可以进行各种中等强度的有氧运动。

痛风慢性期 — 适度运动 避免受伤

如果错过了痛风间歇期的最佳治疗和改善时间，尿酸水平长期居高不下，关节疼痛症状持续存在，甚至形成痛风石，这就进入了痛风慢性期，治疗起来难度相当大。

此阶段的患者关节疼痛不像急性期那样剧烈难忍，但往往怕疼痛加剧而不敢运动，结果反而使肌肉萎缩、关节功能退化、体重增加、病情加重。所以，这一时期，要在保护好关节的前提下适度运动，避免出现关节扭伤、骨折、痛风石皮肤擦伤、溃破等。运动要避开疼痛关节，选择冲击性小、柔韧度高的运动，如游泳、慢走、骑自行车、太极拳、瑜伽等，切忌做生拉硬拽、用力爆发的动作。

痛风肾病期 — 谨慎运动 安全第一

痛风发展到比较严重时会发生痛风性肾病，患者一般病程长、控制不佳、病情复杂、合并症多发，并以年老体衰者为多。

这一阶段要根据自身病情量力而行，选择一些比较和缓的运动，以少量多次、不疲劳为原则，时间和强度都要适当减少，切忌疲劳过度，以免加重病情。但也不提倡一点都不动，可以走一会儿，歇一会儿，间断进行运动。

有大量尿蛋白的肾病患者禁止运动。

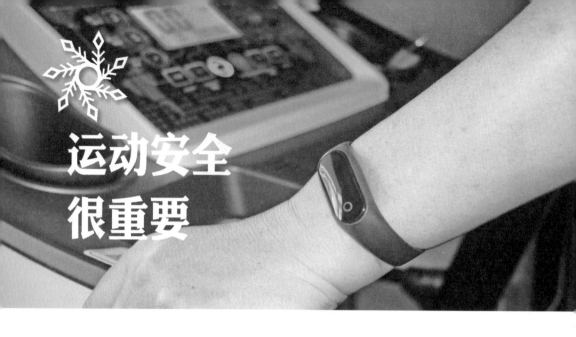

运动安全很重要

这些人不适合运动

除了痛风急性发作期外，以下这些人也不适合运动。如果要运动，一定要得到医护人员的评估和许可。

- ❎ 痛风肾病患者，肾功能不良，尿中出现大量尿蛋白。
- ❎ 心功能不全、心衰、不稳定型心绞痛、严重心律失常者。
- ❎ 血压大于180/120mmHg的重度高血压患者。
- ❎ 经常出现脑供血不足者，近期发生过脑血栓者。
- ❎ 下肢有未愈合的伤口、严重静脉曲张、严重糖尿病足患者。
- ❎ 痛风合并急性感染，伴有发热者。
- ❎ 因各种原因出现头晕、头痛、心慌、恶心、呕吐、腹泻者。

这些情况不宜勉强运动

❌ 在长时间紧张、劳累的工作后，不宜马上进行大运动量、高强度的运动，如快跑、长跑、肌肉锻炼等。疲劳时运动容易发生猝死。

❌ 感冒或发热等身体状况不佳时，不要刻意勉强运动，要在症状消失2天以上再恢复运动。

❌ 女性月经期经血较多时不宜运动。

🔔 体重较大者要格外注意减轻膝关节的压力，预防关节损伤。开始运动可选择膝关节承重小的项目，如平地自行车、游泳、步行等，不要勉强去跑步、登山、上楼梯、跳绳。待体重达到正常范围才可以做。

肥胖者不要跳绳

出现不适马上停止运动

运动过程中应感到轻松愉快，身心畅达。在运动中应监测心率，如果出现以下症状时，应马上停止运动，坐下来休息。

❌ 胸部、背部有放射性疼痛，或有酸痛、憋闷、胀痛、灼痛、紧缩感等不适，有可能是冠心病、心绞痛等发作，需尽快服用急救药或送医。

❌ 心率超过最大心率的80%，或脉搏不规则、心悸、心律失常。

❌ 如果感觉到有任何关节或肌肉不寻常疼痛，可能存在骨骼、肌肉、关节的损伤，应立即停止运动，以免损伤加剧。

❌ 运动中感到头晕目眩、恶心呕吐、气喘吁吁、无法说话、大汗淋漓、虚脱无力时，马上停下来，补充一些水和少量高糖食物，避免出现低血糖。

给自己制订运动方案

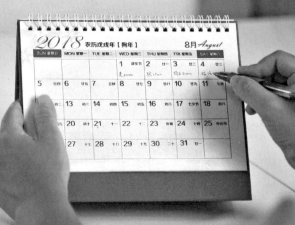

如何制订运动方案

痛风患者应让运动成为日常习惯，为了便于坚持和自我监督，制订一个适合自己、可行的运动方案十分必要。

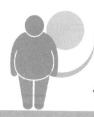

列出自己喜欢、可以做到的运动项目清单。 **1**

2 每周安排3~5天有氧运动，每天不少于30分钟；安排1~2次力量练习，每次不少于20分钟。

给日常工作和生活定个时间表，把运动放在一个固定时间，安排进时间表中。 **3**

4 认真完成每日计划，详细记录每天完成情况。

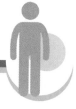

如：一个痛风患者，男性，46岁，1.75米，85千克，超重接近肥胖，尿酸500μmol/L，痛风急性发作过一次。制定运动方案如下。

周一	周二	周三	周四	周五	周六	周日
上班骑自行车15分钟，下班骑自行车15分钟	上班快走30分钟，下班快走30分钟	哑铃力量练习，2次，每次10分钟，踢毽子10分钟	上班骑自行车15分钟，下班骑自行车15分钟	上班快走30分钟，下班快走30分钟	游泳，60分钟	休息

🔔 要根据自己的年龄、体力、工作情况安排，做到适度、可行。

🔔 每周要有至少一天的休息时间，不要把每一天都安排得满满的，让身体有恢复、调整的时间。

🔔 运动不能急于求成，"持之以恒"才能见效。研究表明，坚持运动至少6个月，才能有明显的效果。

🔔 对于没有运动习惯、久坐不动的人来说，开始的目标定得过高，会因难以做到而放弃，反而不利于坚持。所以，运动安排合理、循序渐进是重要原则。

🔔 运动不是越多越好。拿步行来说，开始时每天6000步为宜，逐渐增加，但最好不要超过每天20000步。

运动和控制饮食要同步进行

"坚持运动"和"节制饮食"是控制体重、降低尿酸、预防痛风发作的的两个重要原则，都是不可替代的选项，不可偏废，必须"两手抓，两手都要硬"。也就是说，要在控制饮食的同时，持之以恒地加强运动，才会使易发痛风的体质从根本上得到改善。

有不少患者运动起来后，自我感觉很好，认为即便放开吃，也可以通过运动消耗掉。也有些人运动后，饥饿感明显增加，食欲大增，此时如果进食量不能控制好，运动可能就白做了。

另一方面，有人觉得只要少摄入热量、不吃禁忌食物，不运动、少运动也无妨。还有些人干脆采用"饥饿疗法"或变成"素食者"，希望体重能快速下降，痛风就不会有了。这种做法难以满足身体营养需求，对健康不利。

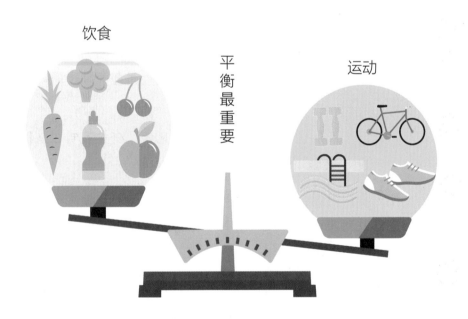

饮食　　平衡最重要　　运动

伍

常做关节操
和经络保养

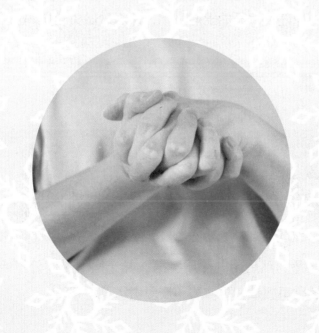

养护关节，
常做关节操

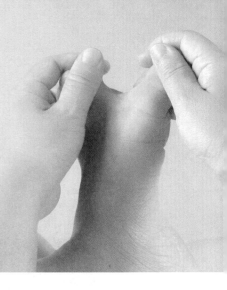

关节是易发痛风的部位，也是痛风患者需要加强养护的部位。常做关节操可以促进关节周围组织的血液循环，加快代谢，减少尿酸盐结晶在关节组织的沉积，预防痛风性关节炎。关节操还能加强关节的灵活性，防治关节僵硬或挛缩，起到提高关节活动功能的作用。

做关节操不受时间、场地限制，随时随地都可以做。想想痛风发作时的痛苦，你还不每天抽出些时间，认真做做关节操吗！

手指关节操

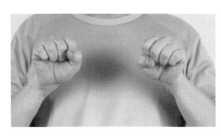

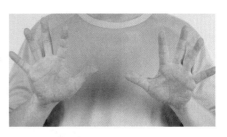

1 双手紧握拳，然后用力伸展手指，要十指尽量向外拉伸，感觉稍用力。然后再握拳，再伸展，反复进行10~15次。

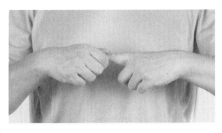 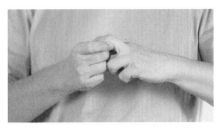

2 用拇指和食指逐一向外拉伸另一手的每一根手指，每根手指拉10次。再分别揉捏每个手指的指关节，力度适中。然后换手再做。

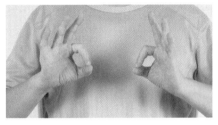 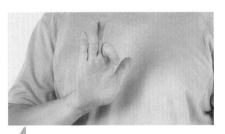

3 大拇指逐一与其他各指捏拢成圆圈。每两指捏拢时，其他三指尽量伸直，保持3秒钟，换手指再做。连做10次。然后换手再做。

4 让每根手指分别尽可能伸向掌心处，其余手指尽量伸直，保持3秒钟，换手指再做。连做10次。然后换手再做。

5 双手模拟弹钢琴的动作，让十根手指在桌子上有节奏地敲打。让每个手指都活动到，动作幅度尽量夸张，反复进行，有空就做。

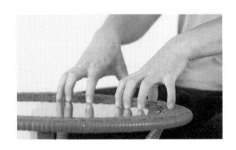

手腕关节操

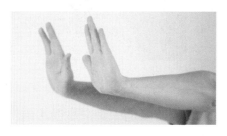 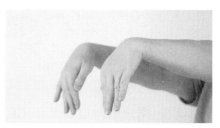

1 上臂向前平举伸直，上下翻动手腕，尽量使手掌与手臂垂直，手指始终保持并拢伸直的状态。反复做20次。

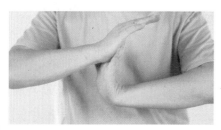 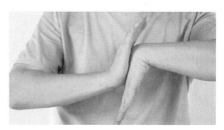

2 左手手腕上翻，用右手掌的掌跟用力按压左手四指，到极限处，保持3秒钟。然后左手手腕下翻，用右手掌的掌跟用力按压左手手背，到极限处，保持3秒钟。以上动作反复做10~20次。然后换手再做。

3 双手手掌相对，十指交叉相握，掌跟贴紧，左一下、右一下旋转手腕，双手就像在空中划∞字形扭动。反复做20次。

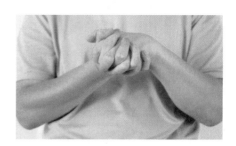

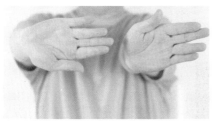 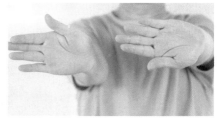

4 上臂向前平举伸直，手掌及手指垂直上翻，左右摇摆，呈划半圆、擦玻璃的姿势。反复做20次。

脚趾关节操

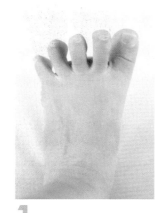 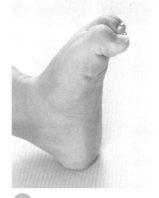 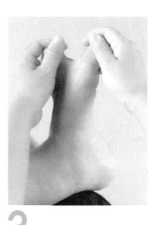

1 双腿伸直，尽力将所有脚趾向外伸展张开，至极限处，保持3秒钟，放松再做。反复做10~20次。

2 双脚脚趾一起用力向脚心处蜷缩，类似于脚趾抓地的动作，至极限处，保持3秒钟，放松再做。反复做10~20次。

3 一手抓住大脚趾，另一手抓住其余四趾，将大脚趾向外侧拉伸，并缓慢旋转，反复做10~20次。然后换脚再做。

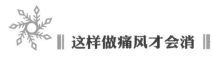
脚踝关节操

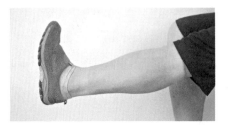 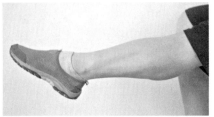

1 坐正，伸直双腿，上下翻转脚踝。脚尖先上勾，与小腿呈直角，再下压，保持平直。反复做20次。

2 坐正，以大脚趾点地，旋转脚踝，顺时针20次，逆时针20次。换脚再做。也可以站立做此动作。

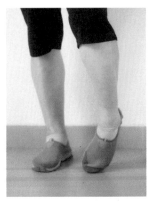 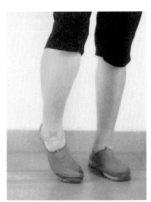

3 站立，踮起脚尖至极限处，小腿和膝盖绷直，再放下脚跟，反复做20次。此动作也可锻炼下肢肌肉，改善血运。

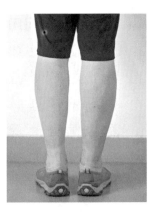 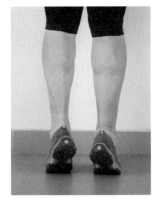

膝关节操

1 单腿站立，另一条腿先向前伸直，再向后弯曲，脚尖始终绷直。反复做20次。然后换腿再做。

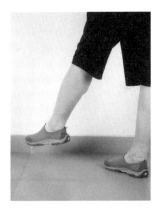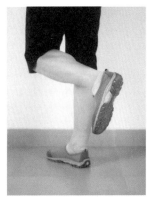

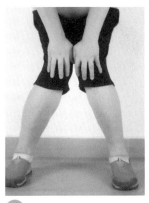

2 站立，双脚分开与肩同宽，双膝微屈，双手扶住膝盖，先同时向内旋转20次，再同时向外旋转20次。

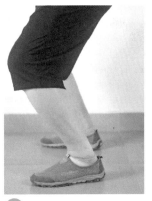

3 双脚分开站立，双膝微屈，上身挺直，呈扎马步的姿势，保持1~3分钟。

🔔 切忌深蹲，臀部不要低于膝盖，否则易伤关节。

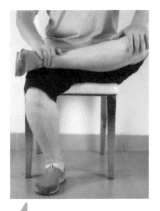

4 坐正，将左腿弯曲，左脚踝搭在右腿膝盖上，左手放在左膝盖上，缓缓用力向下按压。反复做10次。然后换腿再做。

肘关节操

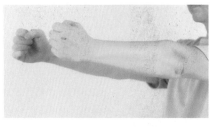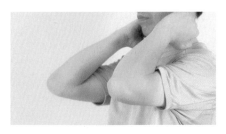

1 双臂向前伸直平举，双手握拳，拳眼向上，前臂向上弯曲，击打肩头部位。反复20次。

2 左臂平举，前臂与上臂横向垂直，右臂上举，前臂与上臂纵向垂直，双手伸直，类似于奥特曼的经典动作。双臂交替反复做20次。

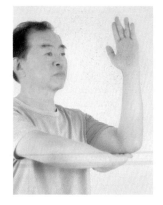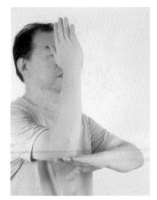

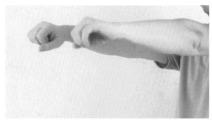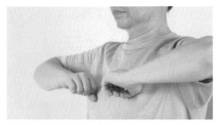

3 双臂向前伸直平举，双手握拳，拳眼相对，手臂向身体方向弯曲，拳眼触及胸口，再伸直手臂，类似于划船的动作。反复做20次。

持物锻炼

以上的这些关节操都是徒手运动，如果想要加强锻炼效果，给关节更强一些的刺激，可以适当持物锻炼，比如哑铃或盛满水的瓶子、厚重的书本等，都可以用来锻炼，还能起到增强肌肉力量的效果，适合比较年轻、体质好的痛风间歇期患者。

🔔 持物的目的是增加少许负重，强化锻炼效果。大家可以因地制宜，选择身边最方便的器物材料做道具，以小负重、不疲累为原则。

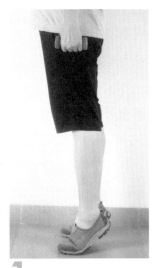
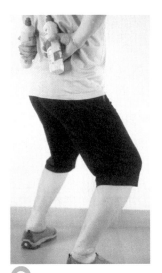
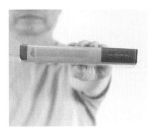
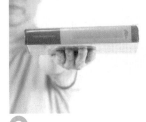

1 双手握哑铃，反复做踮脚尖动作。

🔔 哑铃切忌过重，以1~3千克为佳，不宜超过3千克。

2 双手各握一个盛满液体的瓶子，做扎马步动作，屈膝角度不要小于90°，坚持1~3分钟。

3 单手握住一本较重的书籍，反复180°翻转书本，锻炼腕关节。再反复上举书本，锻炼肘关节。

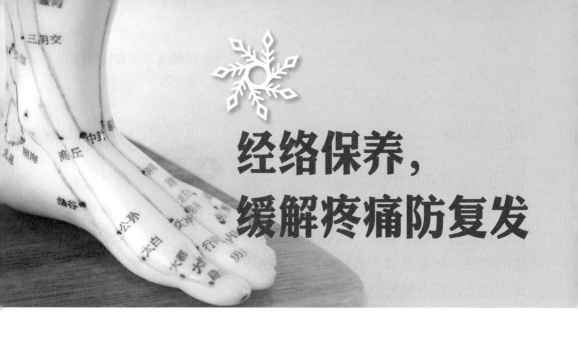

经络保养，缓解疼痛防复发

经络保养的好处

经络是周身气血运行的通道。人体有十二条经络和任、督二脉，分别与相应的脏腑相通连，将人体联系成为一个有机的整体。保养好经络，就能调理各脏腑，达到防治疾病、养生保健的作用。

中医认为："通则不痛，痛则不通"。经络营养不足或瘀阻不畅，都会使人体循环代谢功能失调而致各种疾病。反之，脏腑功能失调，相应经络的穴位上也常会出现"痛点"，这是经络不畅的表现。此时，如能给予经络穴位以适度刺激，打通"痛点"，就能化解瘀滞，使经络畅通，相应的脏腑功能也会得到很大改善。

经络保养在不同的病程，有不同的方法和作用。在痛风发作期，可以起到缓解疼痛、促进恢复的作用，而在痛风间歇期和慢性期，可以起到调养五脏、改善体质、预防复发的作用。

🔔 经络保养一定要掌握正确的方法，不能哪里痛就在哪里乱按一气。最好能了解经络的基本走向和一些重点穴位，有的放矢地进行。

痛风患者需重点保养的经络

与痛风关系比较大的有以下几条经络，是痛风患者的保养重点。

脾经 脾经（足太阴脾经）从足大趾内侧开始，沿腿部内侧上行，经腹部，至于胸部。脾经失调与人体运化功能失调、水湿代谢障碍有关。调养脾经可促进代谢，去除体内湿气，消除下肢肿胀、膝痛、足大趾运动障碍等。

肾经 肾经（足少阴肾经）始于足底，沿小腿内侧上行，经腹部、胸部，至于锁骨下。保养肾经可补肾抗衰、健骨利腿、通利小便、消除下肢水肿，对防治痛风者小便不利、腿脚痿弱及并发肾病水肿非常有益。

膀胱经 膀胱经（足太阳膀胱经）从头部出发，由颈部沿背部脊柱两侧下行，经臀部、腿部后侧至小脚趾末端。膀胱经常用于防治小便不利等泌尿系统疾病，配合肾经保养，效果更好。养好膀胱经，人体排水通道就畅通，能使体内毒素经尿液顺利排出。如果把尿酸当成一种毒素，可以说，打通膀胱经能促进排尿酸。

肝经 肝经（足厥阴肝经）从大脚趾末节外侧开始，沿小腿内侧上行，经腹部至胸部下方。保养肝经可防治肝胆疾病及泌尿生殖系统病变，增强人体解毒能力，净化血液，消退肝胆湿热毒火，缓解小便不利、下肢痹痛等不适。

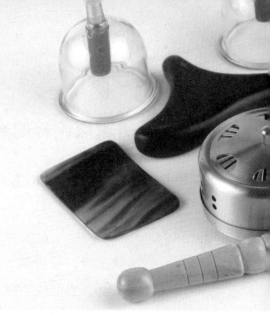

经络保养的常用方法

经络保养有很多方法，比较常用的有按摩、拔罐、艾灸、刮痧等。随着中医知识的普及、人们保健意识的加强，这些经络保养的方法和用具大家都已经十分熟悉了。尤其是现在的一些保健工具经过了简化和改良，操作起来比较简单方便，居家也完全可以操作。

按摩——活血止痛

按摩是最常用、最主要的经络保养法，它又分为穴位按摩、局部按摩、推拿、经络敲打等，最安全有效、方便易行。经常按摩，能促进局部血液循环，缓解疼痛不适。

按摩时，力度要适当、均匀，先轻后重，柔中有刚，有节奏，不要乱按一气。当穴位有酸、痛、胀、麻的感觉时就已产生效果，不要过度用力。

各种按摩小工具

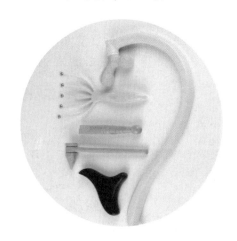

拔罐——祛寒除湿

拔罐是将罐体叩拔在人体穴位上，抽真空产生负压，形成皮肤局部瘀血，从而通畅经络、疏风拔毒、祛寒除湿、消肿止痛的保健治疗方法。拔罐对于祛除体内湿毒邪气特别有效，适合痛风患者。

艾灸——助阳祛邪

艾灸是通过点燃艾叶制成的艾灸材料，产生艾热，刺激体表穴位或特定部位，通过激发经气活动来调整人体紊乱的生理功能的一种治疗方法。它的特点是能助元阳、祛除体内的风寒邪气，对防治痛风也有效。

刮痧——化瘀排毒

刮痧可以活血祛瘀、调整脏腑、通经活络、泻热排毒，使局部组织高度充血，血管扩张，血流及淋巴循环增快，促使体内毒素、代谢废物从皮肤排出体外，从而减轻病情。刮痧对初发、轻症痛风患者更为有效，而久病、重症、关节畸形者不宜。

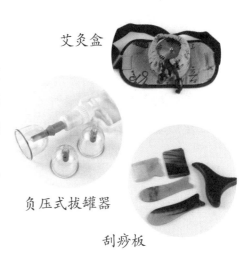

艾灸盒

负压式拔罐器

刮痧板

🔔 传统拔罐是以点火的方式，而现代改良的拔罐器为机械手动真空抽气方式，操作更简单方便，安全性高，避免了烫伤，是居家自我保健的好选择。

🔔 为了便于长时间固定艾条，增强保温效果，市场上出现了各种形式的艾灸盒，比传统手持艾条的方法方便很多。

🔔 不同大小、形状的刮痧板不仅可用来刮痧，其尖角部位也可以用来按揉穴位，尤其适合刮拭或点揉骨缝、关节处。

痛风发作期，不宜乱按痛处

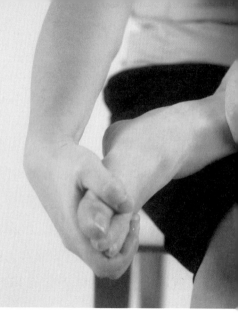

痛风急性发作时，关节部位疼痛剧烈，活动受限，红肿发热，喜凉而怕热。从中医角度看，多为湿热内蕴，这一时期应以"清热利湿"为主，除湿热、利小便，以从根本上消除炎症、缓解病情。

中医对缓解痛风发作时的疼痛、快速消除炎症有一些独特的方法，如肌肉按摩推拿、针灸、刺络放血、止痛贴膏、药物艾灸等。但由于这些方法专业性很强，比较复杂，一般患者很难自行操作，如果自己胡乱操作，往往不仅没有止痛，反而加重了痛风的症状。

痛风发作期的患者如果想进行中医治疗，一定要去正规的医院或诊所，找专业中医师进行治疗。切忌去养生馆、足疗店，让没有资质及行医执照者按摩或治疗。

自己在家尽量避免随意按摩、热敷疼痛红肿部位，也不适合用热水泡脚，这样反而会加重疼痛。等急性疼痛减轻后，再开始做经络保养。

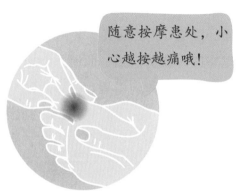

随意按摩患处，小心越按越痛哦！

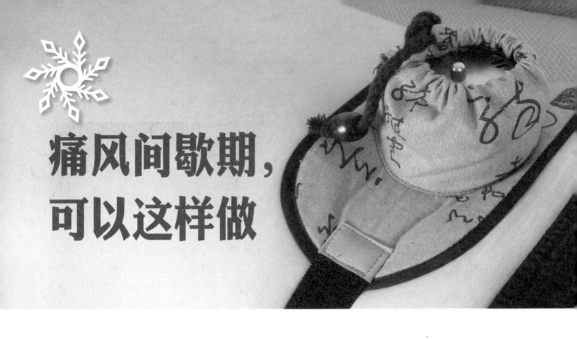

痛风间歇期，可以这样做

痛风间歇期是经络保养的最佳时间

痛风发作持续数天至数周后可自行缓解，一般无明显后遗症状，或遗留局部皮肤色素沉着、脱屑及刺痒等，之后进入无症状的间歇期。

间歇期可能历时数月、数年或十余年不等，多数患者在1年内复发，越发越频，受累关节越来越多，症状持续时间越来越长。少数患者无间歇期，初次发病后即呈慢性关节炎表现。

处于痛风间歇期及慢性期的患者病程较长，病情相对稳定，一般已经没有关节疼痛的症状或疼痛较轻，此时，如能加强日常的经络保养，就能起到促进尿酸排泄、畅通经络瘀阻、预防痛风复发及减轻关节畸形等作用。

痛风间歇期保养的重点应放在"祛除湿气，活血化瘀"上。痛风患者往往体内湿气很重，湿气排泄不畅、沉重下行时，下肢反应最为明显，如膝盖、脚踝、足趾疼痛僵硬，下肢水肿沉重，腰腿痿弱乏力等。通过经络保养，活化全身气血，打通瘀滞，促进湿气排泄，痛风就能少发作、不发作，对身体的阴阳平衡也有很好的调整作用。

大椎穴拔罐

大椎穴能提振阳气

大椎穴位于第7颈椎棘突下凹陷处（约与肩齐平）。取穴时低头，后颈正中最突出的棘突下方即是。

人体手足三阳经的阳热之气在大椎穴汇入，并与督脉的阳气上行头颈，另外，此穴在背部的最高点，背部本来就属阳，因此，大椎穴又被称为"诸阳之会""阳中之阳"。

当全身的阳气提振、通达时，就能祛除体内的风寒湿邪，对缓解因湿气重、遇寒冷而发作的痛风关节炎及风湿类疾病等都有很好的效果。

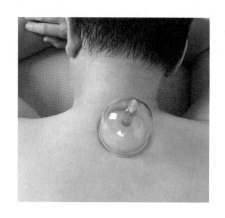

操作步骤

将罐体在大椎穴上快速反复吸拔，直到皮肤出现潮红为止。

此方法可快速祛除体内的风、寒、湿、热等邪气，常做可促进恢复，预防再次发作。

 此穴艾灸亦可。

 答疑解惑

Q：为什么补阳可以除寒湿呢？

A：阳气是正气，人体阳气充足了，邪气就没有生存空间，中医常说"扶正祛邪"就是这个道理。如果把阳气理解为太阳，湿气理解为雨水，太阳出来，雨就停了，地上的积水也很快干了。同理，太阳出来，大地温暖，寒气也会减弱，所以，提振人体阳气，对排除体内的寒湿之邪特别有效。

艾灸腰阳关穴

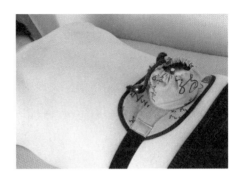

腰阳关能除湿降浊

腰阳关穴属于督脉，在脊柱区，第4腰椎棘突下凹陷中，后正中线上。

腰，穴在腰部也；阳，阳气也；关，关卡也。督脉上行气血中滞重的水湿在此沉降于下，此穴如同督脉水湿上行的关卡一般，故名腰阳关。

此穴有除湿降浊、祛寒止痛、舒筋活络的功效，常用于腰骶疼痛、下肢痿痹疼痛、坐骨神经痛、类风湿等病症。保健时以灸法为主，效果较好。

操作步骤

将艾条点燃，插入艾灸盒，扣准腰阳关穴，固定好，灸5~15分钟。

此方法可祛除体内的湿气，降化湿浊，日常艾灸能有效改善痛风患者的湿浊体质，预防痛风复发。在受风寒侵袭后艾灸，可及时祛风散寒，避免体寒诱发痛风。有腿脚疼痛时艾灸，能起到一定的舒筋活络、缓解疼痛的作用。

 如果艾灸不方便时，也可以用指关节重力打转按揉此穴位，50~100下，配合热敷效果更好。

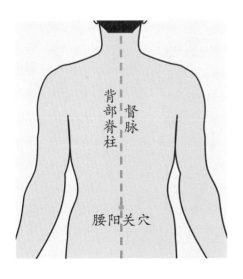

背部脊柱

督脉

腰阳关穴

疏通背部膀胱经

肝俞穴

位于背部，第9胸椎棘突下，旁开1.5寸。此穴可散发肝热，疏肝利胆，理气明目，尤其适合肝胆湿热的痛风者。

胆俞穴

位于背部，第10胸椎棘突下，旁开1.5寸。此穴可外散胆腑之热，防治肝炎、胆囊炎等肝胆疾病，也常用于坐骨神经痛、风湿性关节炎等。

脾俞穴

位于背部，第11胸椎棘突下，旁开1.5寸。此穴可增强脾胃运化功能，促进人体水液代谢，化解脾湿引起的代谢障碍，常用于合并有肥胖、糖尿病的痛风者。

肾俞穴

位于背部，第2腰椎棘突旁开1.5寸处。保养此穴，可改善肾功能，固肾气，滋肾阴，强腰腿，常用于精力减退、腰膝酸软、腰痛、肾病等，并能防治痛风引发的慢性肾病。

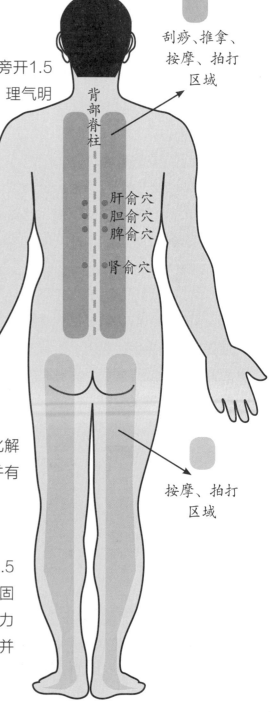

刮痧、推拿、按摩、拍打区域

背部脊柱

肝俞穴
胆俞穴
脾俞穴
肾俞穴

按摩、拍打区域

点揉膀胱经穴位

俯卧（或坐正），由他人用大拇指（或中指近侧指间关节）用力按揉肝俞穴、胆俞穴、脾俞穴、肾俞穴，每穴1~3分钟，以感觉胀痛为宜。

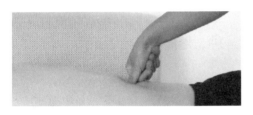

用大拇指点揉穴位，力度适中，比较温和。

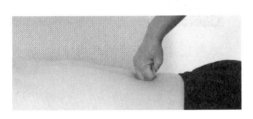

用中指近侧指间关节点揉穴位，力度较重，酸胀麻的感觉更强。

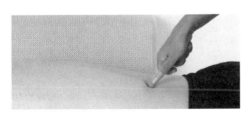

用刮痧板的尖角部位（或按摩棒的尖端）点揉穴位，力度最重，如有痛点、结索的感觉，还可以重点刮拭，慢慢疏通。

每晚睡前让家人帮助按摩最宜。俯卧按摩时，他人更容易用力，力度也更到位。

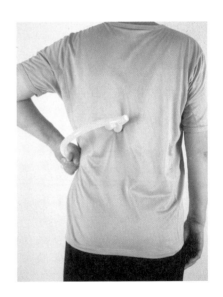

如果没有他人帮忙，可以用这样的按摩小道具来进行穴位点揉和击打，力度虽然弱一些，但自主不求人，随时随地可以做，便于长期坚持。

推拿背部膀胱经

俯卧（或坐正），由他人用手掌四指进行背部推拿，方向由上至下，从大椎穴至腰骶，重点在脊椎左右两侧（见第128页红色区域），用力要重，使背部皮肤微红为佳。反复20~30次。

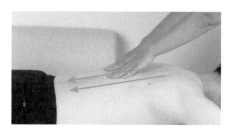

他人推拿背部脊柱两侧膀胱经，方向为由后颈部至腰部。

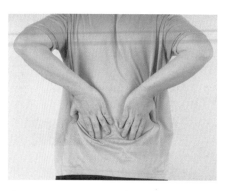

自己做的话，可以先将双手搓热，上下推擦肾俞至腰骶部位至皮肤发热，再横向推擦肾俞至外腰眼，至皮肤发热为止。

提拿臀部、腿部肌肉

臀部及腿部后侧也是膀胱经的循行部位。反复提拿臀部和腿部后侧的肌肉（见第128页蓝色区域）5分钟，可畅通经络，放松肌肉，活血化瘀，缓解下肢水肿、疼痛、麻木等不适。

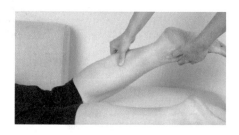

他人提拿腿部后侧肌肉。

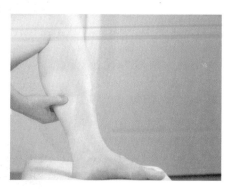

自己操作也非常方便，可在每晚睡前提拿。有脚趾、脚踝痛风经历者，可重点提拿小腿后侧、脚踝及足部外侧部分。

背部膀胱经刮痧

俯卧（或坐正），由他人在背部脊椎两侧涂上刮痧油或护肤乳液，用刮痧板反复刮拭背部膀胱经区域（见第128页红色区域），至皮肤出痧为止。

选用中间带凹陷弧度的刮痧板，可正好避开脊椎，刮到两侧膀胱经区域，最为适宜。

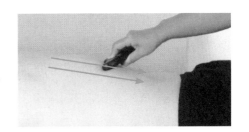

拍打、敲打膀胱经

日常可经常拍打或敲打背部和腿部后侧的膀胱经区域（见第128页红色和蓝色区域），能起到提高脏腑功能、通经活络、泻火排毒、促进尿酸排泄的作用。

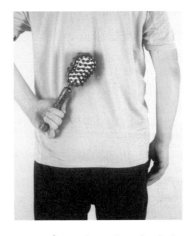

拍打是以空掌（虚掌）拍击。

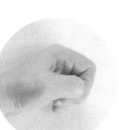

敲打是手握空拳来敲击或锤击。

用按摩捶（保健锤）击打可以增加力度，够不着后背的人自己也可以敲打到后背的任何位置，非常方便。

经常敲打脾经、肾经

打通脾经少疼痛

经常敲打脾经循行部位，能调理脾胃，促进水谷运化，并有助于改善风湿痛、肢倦乏力麻木、膝腿寒冷、足膝关节疼痛、腿脚浮肿、四肢肌肉萎缩、大脚趾疼痛僵硬、活动困难等不适。

经常敲打脾经还有利于改善人体糖类、脂类及水液代谢功能，化痰湿、排湿浊作用好，特别适合痛风及并发糖尿病、高血压、高血脂者。

脾经在上午9:00~11:00最为活跃，在这个时间段敲打脾经，保健效果最好。

🔔 脾经经穴分布在足大趾、内踝、下肢内侧及腹胸部。起于隐白穴，止于胸部大包穴。左右对称各一经，每经21穴。

🔔 肾经经穴分布在足底、内踝、下肢内后侧及腹胸部。起于足底涌泉穴，止于锁骨下俞府穴。左右对称各一经，每经27穴。

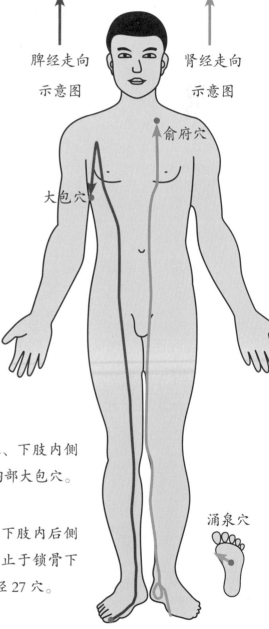

脾经走向示意图　肾经走向示意图

俞府穴

大包穴

涌泉穴

隐白穴

常敲肾经强腰腿、防肾病

肾属水，可调节人体水液代谢，常与膀胱经一起保养，可促进人体尿酸排泄，改善下肢水肿、小便异常等问题。

随着痛风不断发展，患者容易进入慢性肾病阶段，经常保养肾经可以起到延缓疾病发展、预防肾病的效果。如果已经并发肾病者，经常敲肾经可在一定程度上缓解病情。

肾藏精，主骨，常敲肾经可固肾气、补肾精、壮骨骼，改善骨质疏松、腰腿疼痛、腰膝酸软、痿弱乏力等症状。

肾经在17:00~19:00最为活跃，在这个时间段敲打肾经，保健效果最好。

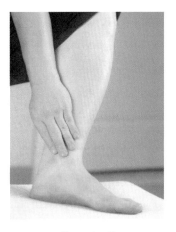

可用空拳或空掌捶打或拍打脾经、肾经循行部位。

🔔 敲打脾经、肾经时，应沿经络走向，由下而上敲打。

🔔 敲打中如发现痛点，表示此处经络气血瘀滞比较严重，可在此处加重敲打力度和延长敲打时间。

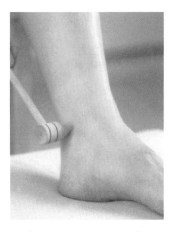

腹部及大腿、小腿部位肌肉较厚实，可用保健锤的大头敲打，以加重力度。内踝、足部用保健锤的尖头敲打，刺激穴位的效果更好。

脚踝和足部，多多养护

足趾和脚踝细小关节多，又是痛风非常容易发作的部位，日常多多养护，让经络畅通，才能有效避免尿酸盐的沉积，预防痛风发作。特别是下肢有痛风发作史以及关节慢性疼痛、下肢痿痹者，更应积极养护。

太溪穴

肾经要穴，在足内侧，内踝后方，内踝尖与跟腱之间的凹陷处。太，大也。溪，溪流也。太溪名意指肾经水液在此形成较大的溪水。

保养此穴可滋阴益肾，壮阳强腰。常用于小便不利、腰脊痛、膝内侧痛、下肢厥冷痿痹、内踝肿痛、足跟痛等。尤其适合痛风合并糖尿病患者保养。

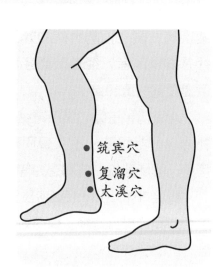

复溜穴

肾经穴位，在小腿内侧，太溪直上2寸，跟腱的前方。常用于治疗人体水液代谢失常，尤善治水肿、腿肿、腹胀、腿足痿弱、腰脊强痛等。

筑宾穴

肾经穴位，在小腿内侧，太溪上5寸，腓肠肌肌腹的内下方。此穴排毒效果好，可化痰除湿，活化气血，还能缓解小腿内侧肌肉痉挛疼痛。

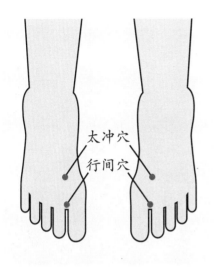

太冲穴

肝经要穴，在足背侧，第1、第2跖骨结合部之前凹陷处（动脉搏动处）。肝经的水湿风气由此向上冲行，故此得名。

此穴除肝热、降肝火、疏肝气、排毒效果好，常用于眩晕头痛以及膝股内侧痛、足跗肿痛、下肢痿痹等。尤其适合痛风合并高血压者保养。

行间穴

肝经穴位，在足背侧，第1、第2趾间，趾蹼缘的后方赤白肉际处。常用于膝肿、下肢内侧痛、足跗肿痛及高血压等。

按揉足踝穴位

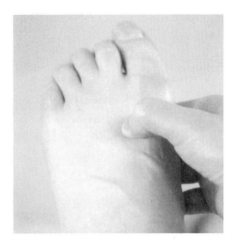

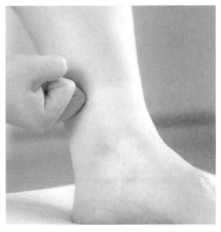

以大拇指（或食指、中指近侧指间关节）依次按揉行间穴、太冲穴、太溪穴、复溜穴、筑宾穴，各1分钟，力度稍重，至产生酸、麻、胀感为佳。注意：按摩次序为从脚下端往上按揉。

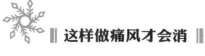

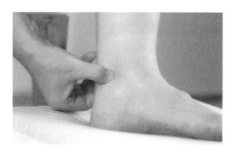

也可提拿或掐揉穴位，如提拿脚跟大筋处。

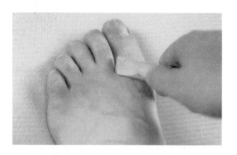

也可用按摩棒或刮痧板的尖端来按揉穴位，能加重力度，触及骨缝中不易按到的部位，如行间穴。

推擦脚背

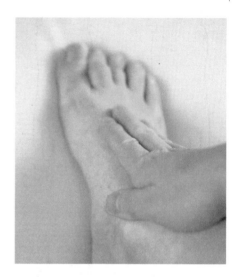

用四指快速推擦脚背，以太冲穴至行间穴为重点区域。双脚均要擦到，力度要稍重。至皮肤发红发热为宜。常做可预防脚部痛风发作，并能缓解疼痛。

泡脚后保养更好

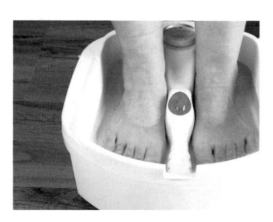

热水泡脚促进了脚部的血液循环，此时做足踝部位的经络保养效果更好。

🔔 注意：痛风急性发作时，不要用热水泡脚，不要按摩痛处，以免加重疼痛！

陆

生活起居，
注意细节宜与忌

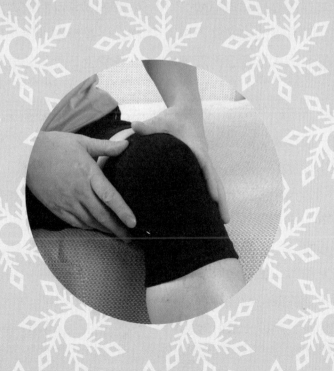

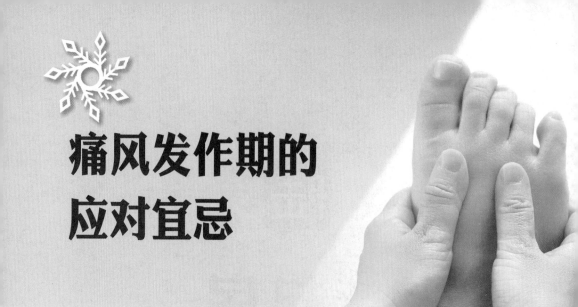

痛风发作期的应对宜忌

卧床休息，抬高患肢

在痛风急性发作期间，患者关节处的红、肿、热、痛均非常明显。尤其是疼痛感非常强烈，呈撕裂样、刀割样或咬噬样，令人难以忍受。古人形容这种疼痛如白虎噬咬一般，可见是一种怎样的痛苦。

痛风一般在夜间突然发作，患者往往半夜痛醒，疼痛不断加剧，在6~12小时达到高峰。之后慢慢好转，多数人在几天至2周内自行缓解。

痛风发作时，患者应卧床休息，由于疼痛的部位都会存在局部肿胀的情况，所以，最好能抬高患肢，可减轻腿脚部位（痛风的常发部位）的水肿，有利于减轻疼痛。平卧时可在脚下垫一个枕头，坐卧在沙发上时可把脚翘在椅凳上，上面如果要盖被子，最好搭个支架，把被子支托起来，以避免患部受压。

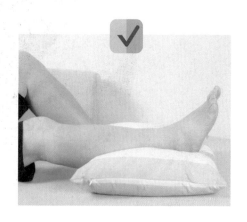

不要热敷，也不要冷敷

在剧烈疼痛时，患者往往为了减轻疼痛，采用热敷或冷敷患处的做法。这对于一般的关节炎疼痛可能有效，但对于痛风疼痛，往往不仅没有止痛效果，还会适得其反。

热敷会提高患处的温度，加重局部组织的充血和水肿，令疼痛加剧。

冷敷感觉上好像能让疼痛减轻一些，实际上，寒冷的刺激对痛风是十分不利的，它会导致尿酸盐结晶加速聚集和沉淀在患处，加重炎症。此外，低温会使局部血管收缩，血流量减少，也不利于炎症的吸收和消散。

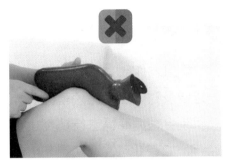

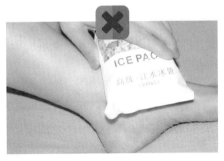

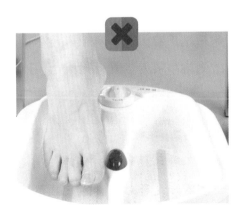

不要热水泡脚、洗浴

痛风发作期不同于痛风缓解期。缓解期用热水泡脚或热水洗浴，可以加强活血化瘀、通络排毒的作用，对预防痛风复发是有益的。而在急性发作期这么做，只会加重患处疼痛，延缓恢复时间。因此，患者此时千万不要用40℃以上的水来泡脚或洗浴，蒸桑拿、汗蒸、足疗等均应禁止。当然，冷水洗浴对于痛风患者，不论何时都应禁止。

及时就医，合理用药

痛风发作时，千万别忍着，一定要及时去正规医院就医。一般医院会根据病情进行抗炎止痛治疗，如有针对性地使用非甾体消炎药、秋水仙碱和糖皮质激素等（详见第168～169页），以缓解临床症状。

中医还可以根据患者不同证型辨证施治，采取对证方剂、贴敷、刺络、针灸等方法治疗。

不论中医还是西医，一定要记住：去正规医院，找专业医生，服用正规药物，切忌"病急乱投医"！

 以下情况一定要避免！

1 因为各种原因，忍着不去医院。

抗炎止痛治疗要及早进行，一般在24小时以内效果最佳。

2 自己随意吃点止痛片。

切忌自己去药店胡乱买药吃，或吃家里现有的常备止疼片，药不对症，疼痛难以缓解，病情不易控制。

3 自己乱揉乱按。

为了止痛，一会儿热敷，不行就改成冷敷，一会儿又在痛处乱揉乱按，这样来回折腾患处，只会越来越痛。

4 去足疗店按摩。

足疗店不是正规医疗机构，从业人员不是专业医生，泡脚加足疗，是此时大忌。

5 用网上查到的偏方止痛。

网上可以查到各种各样的止痛偏方，往往难辨真伪，也不知是否对症，不宜乱用。

禁止任何运动

痛风发作时就不要再有任何运动了，连下地活动都应尽量避免。如要下地，应尽可能减少站立时间，避免腿足部受力而加重疼痛。一般要等到关节疼痛缓解72小时后才可恢复活动。

一旦能活动了，就要开始做力所能及的运动，如慢走、关节操、太极拳等。有些患者疼痛缓解以后仍不敢活动，时间长了，容易出现关节畸形及肌肉萎缩。

严格控制饮食

痛风急性发作期对饮食的控制要非常严格。为了减轻痛苦，加速恢复，请严格按照以下清单进食。

忌	宜
✖ 任何酒及酒精饮品。	✔ 牛奶、鸡蛋。
✖ 内脏类食物。	✔ 米、面、杂粮等主食，薏米尤宜。
✖ 肉类汤。	
✖ 海鲜类食物。	✔ 各类新鲜蔬菜（除豆芽菜、豆苗菜、芦笋以外），百合、冬瓜、丝瓜尤宜。
✖ 火锅。	
✖ 各种肉类、高脂肪食物。	
✖ 高糖饮品。	✔ 樱桃、梨、香蕉等水果。
✖ 豆类、豆芽、香菇等食物。	✔ 白开水、苏打水、茶。
（详见第192页）	（详见第190页）

日常养肾
防肾病

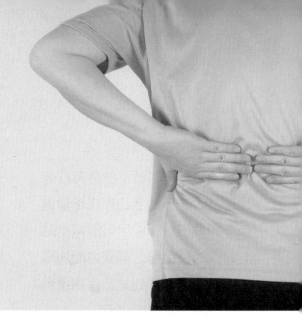

预防痛风性肾病

痛风性肾病简称痛风肾，是高尿酸血症所致的肾损害，即尿酸盐结晶沉积于肾脏而引起的病变。患痛风10年以上者多发。临床表现可有尿酸结石、小分子蛋白尿、水肿、夜尿频多、高血压、血尿酸升高及肾小管功能损害等，最终会发展为肾衰竭、尿毒症等重症。

如能早期诊断，恰当治疗，控制好尿酸水平，保护好肾功能，此类肾病可减轻或停止发展。

养肾还能增强肾的过滤排毒功能，促进尿酸排泄，减少尿酸盐沉积，对缓解、预防痛风疼痛、关节变形等都十分重要。

防胜于治，高尿酸血症及痛风患者均要特别注意日常养肾护肾，预防肾病的缓慢发展。

🔔 从中医角度看，痛风者多有肾虚的状况。肾虚常有畏寒怕冷、关节痛、腰膝酸软、腿脚无力、小便不利、水肿、神疲气虚、性功能下降等表现。从养肾、补肾入手，可提高脏腑功能，缓解不适症状，改善生活质量。

多喝水，不憋尿

多饮水、多排尿，可以促进人体尿酸的排泄，避免发生结石，预防痛风发作。

如果水分摄入不足，会导致体内浊毒排泄不畅，滞留体内，加重肾脏负担。

长期憋尿不仅易造成排毒不畅、膀胱损伤，还易伤及肾脏及前列腺，引发尿路感染、肾炎及前列腺疾病。工作繁忙、外出时间长的人要特别注意及时排尿。

不熬夜，早睡觉

保证晚上11点之前上床睡觉，每天睡眠时间6~8小时，是补肾填精、养肝益血的最佳养生法。夜晚人体阳气潜藏，重在养阴，是肝血回流、养阴生精、脏腑自我修复的时间。如果夜间不能好好休息，加班工作，大脑过度兴奋，不仅不能养阴，还会暗耗阴血和津液、损伤精气，造成阴虚内热、肝肾亏损、免疫力下降。

睡前应保持安静，可以先上床静坐一会儿，把大脑放空，类似于"打坐"的状态，有助于放松身心，提高睡眠质量，对养肾阴很有好处。

切忌睡前长时间刷手机、看电视、打游戏，使大脑过度兴奋。

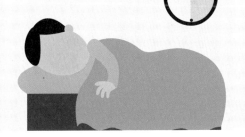

143

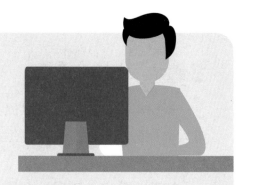

不过劳，多休息

长期劳累或房事过度会使人肾精亏损，继而伤及气、血、津液、皮肉、脏腑、筋骨，出现疲惫乏力、腰酸背痛、筋骨痿软、精神萎靡的肾虚状况。

一个姿势不要保持太久

隋·杨上善《黄帝内经太素》对"久劳所病"有这样的说法："久视伤血，久卧伤气，久坐伤肉，久立伤骨，久行伤筋。"一个姿势保持太久，对身体都不好。

所以，平日久站、劳碌奔波的人应多坐下或躺下休息，而平日久坐少动的人应多站起来活动活动，去户外走一走，才是真正的休息。

工作要劳逸结合

一张一弛是文武之道，也是平衡之道，工作、生活不能一直紧张而不放松，劳逸结合才是最佳工作方式。爱工作、也会休息，工作效率会更高哦！

节制性生活

性生活节制有度也是养肾保精的重要原则。适度的性生活是有益身心健康的，但要注意"适度"，一般以身心满足愉悦、第二天不感到疲劳、腰酸腿软为宜。切忌纵欲贪欢，房事过频、过劳，纵情声色，酒后行房，这些行为都极为伤肾，易造成肾虚、肾衰。

要保暖，别冻着

肾属水，与冬气相通，所以，冬季更要注重养肾。寒冷最易伤肾阳之气，尤其是寒湿阴冷或风寒肆虐时，要加强腰背部以及膝盖、脚踝、足等身体关节处的保暖，切勿让寒邪进入身体，损耗阳气，侵袭关节，诱发痛风发作。

多食养，可补肾

多吃一些补肾的食物，如山药、黑芝麻、核桃、莲子、枸杞子、栗子、韭菜、海参等，食养效果也不错。

有一些补肾食物嘌呤含量很高，痛风患者不可多吃，如虾、牡蛎、猪腰等。

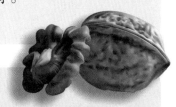

腰常搓，腿常敲，脚常泡

腰是肾脏的所在部位，腿部、足部是肾经的循行部位，肾功能下降往往有腰腿酸痛乏力、关节僵硬疼痛等问题。

痛风患者平时多搓搓后腰部位，敲打腿部肾经，对养肾防病、缓解疼痛乏力等症状非常有好处。

足为人体之根，也是人体肾经的始发位置。睡前用热水泡脚5~10分钟，能活化全身气血，缓解疲劳，促进睡眠，起到养肾和预防痛风发作的作用。只要不是在痛风急性发作期间，建议每天泡脚。

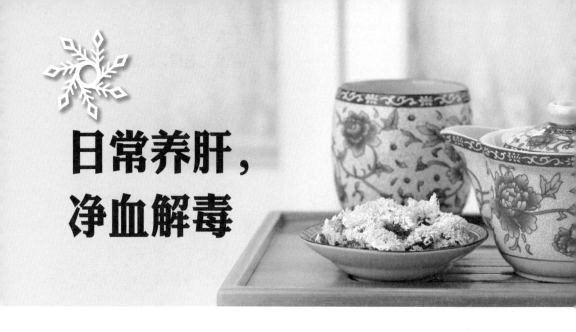

日常养肝，
净血解毒

男性更要重视养肝

痛风非常偏重男性，这与男性酗酒、抽烟、肉食过多等因素有关。同样，这些因素也会伤害肝脏，导致男性肝病发病率是女性的4倍，脂肪肝、肝炎、肝硬化、肝癌等均是男性患者居多。

痛风者超重或肥胖，尤其是内脏脂肪型肥胖者，常伴有不同程度的脂肪肝，长期严重的脂肪肝会引起肝功能异常，甚至发生肝硬化。好好养肝可以提高肝脏解毒能力，净化血液，促进脂肪、胆固醇的代谢，从而减轻脂肪肝，全面提高人体代谢功能，痛风的发病概率也会少很多。

在痛风治疗过程中，秋水仙碱等常用药物对肝功能有一定损伤，痛风患者日常加强肝脏养护，有助于修复受损的肝功能。

肝主疏泄，有调节情绪的功能。精神压力大也是痛风发作的一大诱因，甚至在尿酸水平无明显升高的情况下，也会导致痛风发作。养肝可以疏肝理气、平稳情绪，特别是痛风合并高血压者，尤应重视调养肝脏。

中医认为"肝肾同源，精血互化"，肝血充足才能化生肾精。所以，在养肾的同时，千万不要忘记养肝，肝肾同补，养精益血，才能起到最佳保养效果。

戒烟限酒

吸烟除了对肺、心血管有直接损害外，还会加速肝纤维化的形成，增加肝硬化、肝癌发病率。有百害而无一利，应下决心尽早戒除。

酒则是"小饮怡情，大饮伤身"，一定要注意限量。少量饮酒可起到活血化瘀的作用，对改善关节寒湿性疼痛也有一定效果。但酒非常伤肝，酒精肝、脂肪肝、肝硬化均与大量饮酒直接相关。

更重要的是，酒又是诱发痛风的一个直接因素，尤其是啤酒，有些痛风患者只要喝一杯就会发作，非常敏感，一定要根据自身病情严格控制（详见本书第18页）。

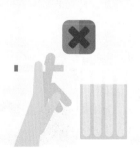

控制火爆脾气

肝是比较刚躁的器官，主怒，脾气暴躁、易怒与人体的肝火旺有很大关系，肝功能不佳者往往脾气都不太好。"肝喜条达而恶抑郁""怒则伤肝"，可见，不良情绪对肝的影响很大。

平时稍有刺激就发怒生气、抑郁不畅的人，往往有肝郁气滞、肝血瘀阻或肝火上亢的状况。在调养时，一方面，要滋养阴血，用柔润来化解刚躁，另一方面，应自觉调整自己的心态，尽量保持平和舒畅、心情愉悦、不急不躁、大度宽容，就是对肝最好的养护。

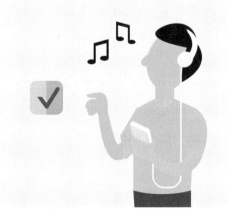

劳累也伤肝

男性的社会角色使其承担更大的社会压力和心理压力，过度劳累而得不到很好的休息也是肝脏受损、肝病发作的一大原因。工作太拼命的男性一定要注意及时休息，做到按时吃饭，保证睡眠，让身心有充分放松的机会，过度损耗的阴血可以得到补充和滋养，肝功能才能正常。

外出活动，开阔心胸

肝气喜畅达，最怕抑郁，久坐不动或长时间宅在家中，最容易气结瘀滞。最好能定期适度地进行锻炼、郊游、旅行等户外活动，开阔心胸和视野，疏解郁闷之气，让身心更舒展，肝气更畅达。

注意卫生，少食生鲜

肝有解毒功能，但食入的毒素过多，肝脏往往第一个受损。食物如果没有充分熟制，不卫生，含有有害微生物、寄生虫及病毒时，肝炎的发病率很高。

因此，养肝要特别注意饮食卫生，尽量少吃生食、半生食，如生鱼片、生蚝、毛鸡蛋、带血的红肉等。尤其是贝类、鱼类，常为了追求鲜嫩口感而加工不熟，一旦卫生不良，对肝脏损伤很大。我国沿海地区及日本是肝病高发区，与这样的饮食习惯有很大关系。

此外，鱼虾贝类、生猛海鲜多为高嘌呤食物，也是痛风的一大诱发因素，痛风患者不论从哪个角度讲，都应少吃。

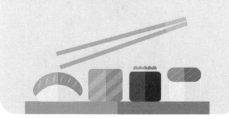

爱上喝茶，平抑肝火

茶能清热解毒、平抑肝火。平时如能以茶代水、应酬时以茶代酒，是最好不过的养生习惯。绿茶和乌龙茶解毒、养肝、清火的效果最佳，也可以在茶中添加枸杞子、五味子、菊花、茉莉花等，对清肝毒、疏肝郁、防肝病、护视力均有一定的益处，尤宜肥胖、脂肪肝、肝胆湿热的痛风患者。

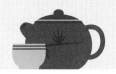

食物调养，补肝清血

青色入肝，青绿色的食物可清热解毒、平肝降火，也最宜痛风患者多吃。如芹菜、生菜、油麦菜、油菜、小白菜、茼蒿、苦瓜、猕猴桃等。此外，樱桃、葡萄、胡萝卜、黑芝麻可补益肝血，山楂、柑橘能化瘀理气、柔肝解毒，都是养肝的好食材。

动物肝脏及红肉、豆类虽然补肝，但嘌呤含量高，痛风患者不宜多吃。

常摩胸腹，疏肝理气

肝气不舒常会导致胸部、两乳、两胁及上腹部胀闷、窜痛。长期不解的话，不仅影响心血管健康，还会影响脾胃消化功能，让人吃不下饭、睡不着觉、心情郁闷。平日如能经常用手掌摩擦胸部及腹部，可以起到宽胸顺气、化解瘀滞、疏解肝郁的作用。

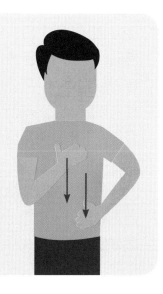

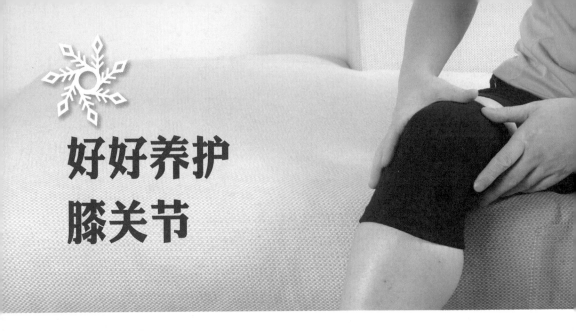

好好养护
膝关节

膝关节痛风后的缓慢恢复

膝关节是痛风容易发作的部位。有些人是足趾先痛，多次发作后会发展到膝关节痛，也有些人直接就是膝关节痛。

膝关节痛风发作时要避免任何弯曲和负重，待关节疼痛缓解72小时（3天）后，再逐渐开始活动。但此时，膝盖往往是伸不直，也弯不了，膝盖内有积液水肿，恢复起来比其他部位的关节要慢，下地走路常会感觉麻木、一拐一拐的。

膝关节痛风容易发展为痛风性滑膜炎，一旦患上此病，患者就要做好打"持久战"的心理准备。相较于痛风急性关节炎，痛风性滑膜炎病程更长，部分患者病情可反复迁延达半年以上，且容易复发。

这时候患者一定不要心急，恢复要循序渐进慢慢来。

🔔 由于恢复过程缓慢，在此期间腿部活动受限，又要尽量让膝盖少受力，所以，有条件者最好能买副拐杖。

🔔 有些患者因为怕痛而不敢活动，也是不对的。关节长期不用，会像机器一样"生锈"甚至"报废"，只要不加重疼痛，适当运动非常必要。

恢复期间的康复运动

任何膝关节疾病，首先都会发生股四头肌（大腿前面的肌肉）萎缩。该肌肉的萎缩，将使膝关节失去保护，变得不稳定，不仅可使症状加重，还不利于膝关节的康复。

所以，患者切忌一直躺在床上不动，剧痛缓解后应力所能及地做些肌肉和关节锻炼，使膝关节的稳定性加强，改善局部血运和新陈代谢，从而缓解疼痛，改善功能，促进康复。

1 坐或卧，健侧腿垂放，患腿伸直反复抬起（10厘米即可），10~20次。随着患腿恢复，可让小腿上少量负重。此法可锻炼股四头肌。

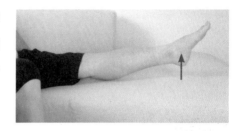

2 侧卧在床上，健侧腿稍屈曲，患腿伸直，侧方向反复抬腿（10厘米即可），10~20次。随着患腿恢复，可让小腿上少量负重。

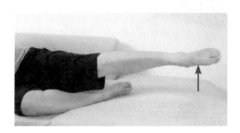

3 坐在床上，双腿微屈曲，双膝中间夹持一个抱枕或球，反复向内挤压，10~20次。

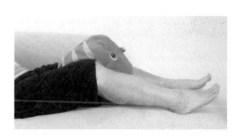

🔔 以上动作，无论是在膝关节疼痛时，还是肿胀有积液时都可进行，

🔔 不会使症状加重，反而可缓解疼痛、减轻肿胀、促使积液吸收。

🔔 锻炼时要保持膝关节在伸直位，抬举时膝关节不能有伸、屈活动。

以下动作，需在关节疼痛、水肿减轻之后，循序渐进地进行。时间、次数根据自身的恢复状况而定，不可勉强。

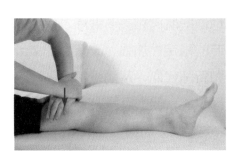

4 坐在床沿，健侧腿放在床下，患腿放在床上，双手置于膝关节上，用力向下按压至极限。每次保持5~10秒，反复做10次。

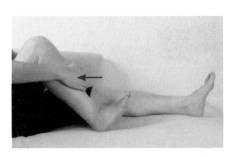

5 平卧，健侧腿伸直，患腿膝关节屈曲，足跟放于床面，双手放于小腿上，做向后拉伸。每次保持5~10秒，反复做10次。

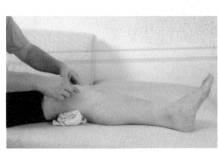

6 坐在床上或椅子上，膝关节下垫一个毛巾卷，双手放髌骨两侧，上下左右活动髌骨，反复做10次。

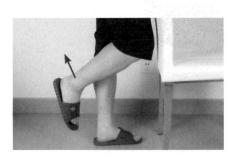

7 站立，双手扶住椅子背，患腿反复向后、向上抬起，10~20次。随着患腿恢复，可让小腿上少量负重。此法可锻炼股二头肌。

膝关节痛风恢复期间的活动宜忌

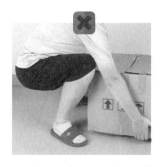

不要深蹲，尤其不要负重深蹲。

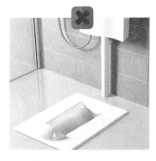

不要长时间蹲厕，尽量使用坐便器。

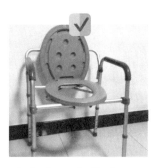

没有坐便条件的，可以自备坐式马桶圈。

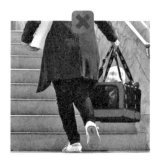

不要上下楼梯，尤其不要负重上下楼梯。

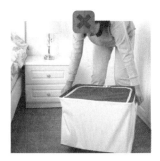

禁止突然过度弯腰或弯腰搬运重物。

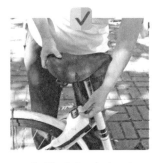

如要长时间步行时，可改骑自行车，自行车车座最好抬高些。

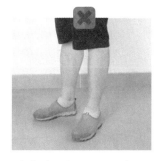

避免长时间站立或行走。

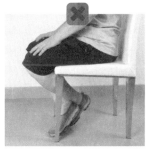

坐时不要将膝关节屈曲在椅子下。

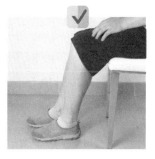

坐时应将膝关节稍伸展，并经常改变位置。

呵护足部
防病变

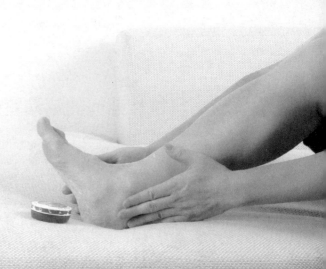

足部是痛风发作的常见部位，也往往是最先累及的部位，尤其是大脚趾、脚踝关节、足背、足跟处。足部痛风不仅仅是痛，还影响日常活动，严重者甚至会致残、致畸，给患者带来很大痛苦和不便。因此，痛风患者一定要格外认真地养护好足部，以减轻痛苦。

每天洗脚不可少

温水泡脚最宜

每天可用温水洗脚，水温不超过40℃，足部浸泡不要超过10分钟。洗脚可保持足部皮肤清洁，减少皮肤感染破损的机会，并适度温热身体，驱除寒冷，促进局部血液循环，避免尿酸盐结晶在脚部沉淀。

用过热的水泡脚容易烫伤皮肤，足部肿痛期间更为不宜。太凉的水则易使尿酸盐结晶凝聚而诱发痛风，即便在夏季，也最好不用凉水洗脚。

洗后擦干很重要

洗完脚后，要用柔软吸水的毛巾轻轻擦干水分，脚趾缝间尤其要擦干。有些人在夏天洗完脚，习惯不擦干就直接穿脱鞋，觉得反正自然会晾干，还凉快，其实这样做有很大隐患。一方面，脚部长时间处于潮湿状态，易生脚癣湿疹；另一方面，一旦遇到风寒时，又特别容易着凉而诱发足部痛风。

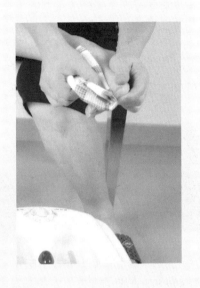

观察足部有无异常

每天洗完脚后，应仔细检查双脚，观察是否有异常，如局部红肿热痛、皮肤破损、感染、水疱、鸡眼、脚垫、脚癣等。如有异常，应及早处理和修复，避免小痛拖成大痛。

天冷涂上润肤膏

秋冬季节天气寒冷时可以在足部涂抹一些润肤膏、橄榄油等护肤品，以保持足部皮肤柔软，防止干燥裂口，也能起到一定的防寒保护作用。

 涂抹润肤膏时正好可以做做足部按摩。

确保足部保暖

寒冷是痛风的一大诱发因素，脚部是肢体末端，血液循环不佳时，脚部往往是冰凉的，这就给了痛风可乘之机。因此，痛风患者要时刻注意脚部的保暖，确保不被寒邪侵袭。

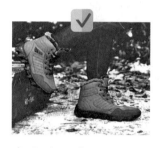

在户外要穿保暖、高帮的鞋，严防冻伤。

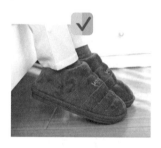

天凉时在室内要穿包住脚趾和脚后跟的棉拖鞋。

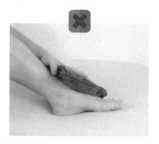

不要将热水袋、暖宝宝直接贴在脚上取暖，以免烫伤。

选择合适的鞋

鞋应宽松合脚，切勿挤脚，以圆头为佳，勿穿尖头鞋。最好选择能包住脚趾和脚后跟的鞋，以加强保护，免受风寒和损伤。鞋底应柔软有弹性，不能过硬。不宜穿高跟鞋或夹趾凉鞋。

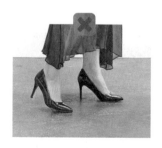

高跟鞋、尖头鞋走路不稳定，从膝关节、踝关节到脚趾均易受伤。

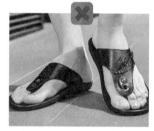

前面漏脚趾、后面漏脚跟的凉鞋，容易受风着凉、脚趾受伤。

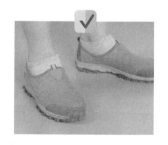

平跟或低跟、软底、包头的布鞋或运动鞋非常适合。

避免赤足行走

尽量不要在室内外赤足行走。在室内木地板或地毯上行走时，要穿袜子或袜套。在户外赤足，容易发生脚部损伤，不可不防。

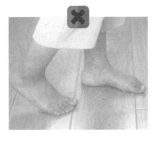

室内赤足行走容易增加脚部损伤及受寒的概率。

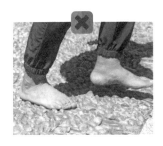

赤足踩石子易造成脚部损伤，加重疼痛。

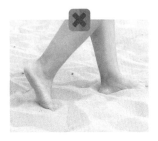

沙滩赤足可能会踩到尖锐的贝壳、石子，造成脚部损伤。

保护足趾及踝关节

足趾和脚踝部位是足部养护的重点。在运动或外出活动时要特别注意保护，不要让这两个部位受伤，否则痛风会最先侵袭脆弱、劳损的关节，加重疼痛。

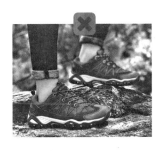

避免走凹凸不平的道路，容易扭伤脚踝，损伤脚趾。

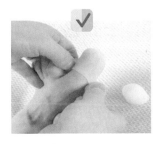

运动时或足趾疼痛时，带上足趾保护套，可减轻疼痛和磨损。

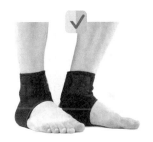

踝关节有过痛风发作史者，运动时最好带上脚踝保护套。

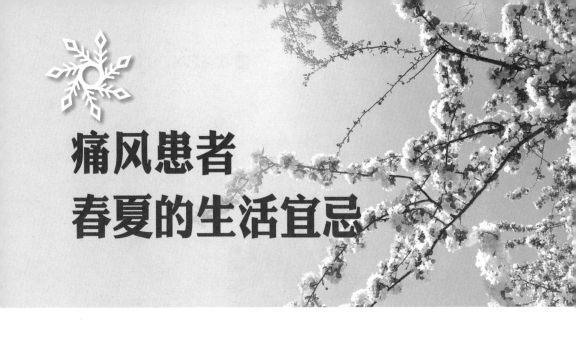

痛风患者
春夏的生活宜忌

随身带件外套，防风又御寒

春夏季节，天气变化较大，温度起伏不定，时而有风，时而有雨。痛风患者最好随身携带一件便携、防风、速干的长袖外套，以应对各种天气变化。

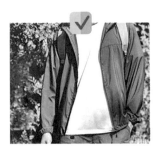

随身带件便携防风外套，随时穿脱。

小心空调诱发痛风

夏天进入公共场所及空调房间，往往温度骤降，容易诱发痛风。因此，痛风患者最好少用空调和电风扇直接吹，实在热的话，把空调温度调至28℃以上，电风扇对着墙吹，都会好一些。

特别注意，夜里不要开空调睡觉，夜间痛风最容易发作。太热的时候，可在隔壁房间开空调，借点凉快即可。

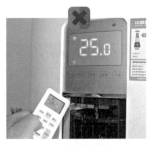

空调温度过低会诱发痛风，一般不应低于28℃。

再热也不要贪凉饮冷

天气一热，人们常常吃各种冷食，喝冰饮，如冰镇西瓜、冰淇淋、雪糕、冰果汁、冰啤酒等。吃喝的时候一时爽快，可身体受寒的后果可要想清楚。痛风患者再热也要记得吃温热的食物，如果是刚从冰箱里取出来，需加热或放至室温后食用。

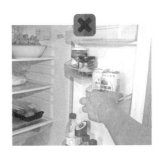

来杯冰镇啤酒，寒凉和啤酒都会诱发痛风。

适当出汗，注意补水

夏天适当出汗，有利于排毒，对身体是有好处的。尤其是不要因为天气热、怕出汗，就不再运动，可以利用早、晚天气凉爽时外出锻炼，充分利用这个减肥的好时机。但要注意，出汗太多时一定要多补水，否则小便太少也不利于尿酸排泄。

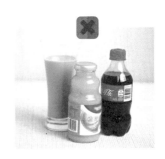

炎热时要多补水，但不要喝高糖及含气饮料。

避免足部受伤

春夏季外出踏青、运动、旅游机会较多，痛风患者要多注意足部安全。如不要贪凉而赤足走路，不走崎岖不平的道路，不穿露趾、夹脚凉拖鞋，避免足趾、脚踝受伤。此外，也不要用凉水洗脚，气温较低、阴冷时不要光脚涉水（雨水或溪水、河水、海水等）。

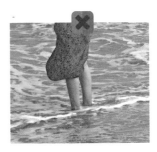

阴冷时光脚涉水易使足部受寒，诱发痛风。

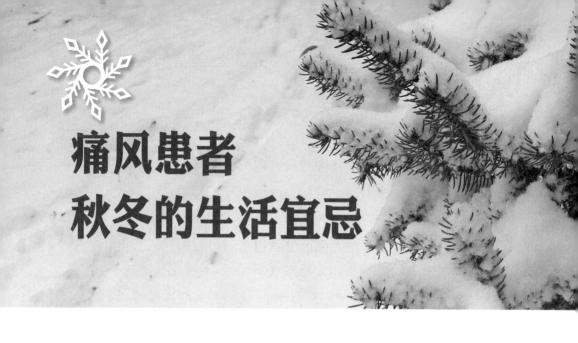

痛风患者
秋冬的生活宜忌

加强保暖，严防风寒

秋冬季节，防寒保暖，尤其是下半身的保暖是痛风患者的重中之重。天气一凉，就要老老实实穿上秋裤，膝盖部位可以添加护膝保暖，足部最好穿厚袜子和加绒、高帮鞋护住脚踝。破洞牛仔裤、露脚踝的九分裤，不管有多时髦，也不要穿。

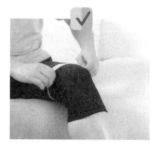

膝盖处穿护膝保暖。

主动饮水

秋冬季节出汗少，不热也不觉得口渴，很多人就忘记了饮水的重要性。天气寒冷时，尿酸盐更容易沉积而诱发痛风或形成痛风石，此时一定要记得主动饮水，保证每天2500毫升以上的饮水量，以保证多余的尿酸能及时排出。

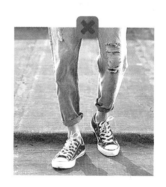

不要穿破洞、露膝盖、露脚踝的裤子。

加强运动不要懒

天冷以后，人的体重有增加趋势，不少人喜欢宅在家里，懒得出门运动，这使得本来就循环代谢不良的身体更加瘀滞，对改善痛风体质非常不利。如果外面天气寒冷或有冰雪，不适合外出运动，最好在家里创造条件，坚持锻炼。如室内跑步机上跑步、哑铃练习、打太极拳、做体操、做瑜伽、踢毽子等均可在室内进行。

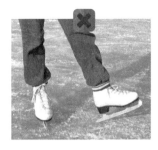

滑冰、滑雪等户外冰雪运动不仅膝关节受力较大，也容易滑倒、关节受伤，诱发痛风，对痛风患者是不安全的。

保证室温

北方冬天室内有暖气，还比较好过，而南方的冬天，室内阴寒湿冷比室外更甚，非常容易诱发痛风。此时，应利用各种取暖设备，如空调、电暖气等，以保证室温不低于20℃，切勿受寒。

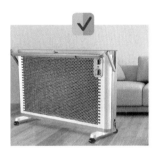

室温一般不应低于20℃，南方的冬天，以及北方来暖气之前，室温太低时，一定要用取暖设备，尤其是夜间睡觉要保证室温。

控制饮食，节日莫放松

秋冬季节人的食欲比较旺盛，肉类等高热量食物吃得较多，且节日密集，各种聚会宴请难以抗拒，一不小心就会酒肉过度，饮食失控。因此，痛风患者在冬季要格外注意饮食管控，该忌口的要忌口，尽量不要打乱平时的作息时间，同时也要避免劳累。

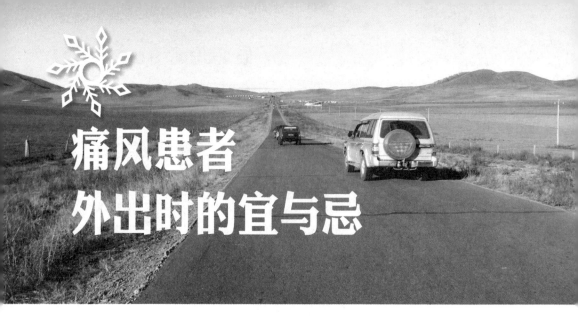

痛风患者
外出时的宜与忌

驾车

痛风好发于中年男性，这个年龄段的很多人都经常驾车。在驾车时要注意以下方面。

这些人禁止驾车

❌ 痛风急性发作期患者：驾车时疼痛加剧，关节活动受限，容易失控而发生意外。

❌ 慢性关节炎、手足发生痛风石或关节僵硬者：驾车时手脚灵活度下降，反应不及时，很容易发生危险。

驾车应该这样做

✅ 避免长时间开车，易造成下肢麻木、关节疲劳僵硬，应定时休息。

✅ 车上准备好水，保证饮水量，不要因为上厕所不方便就憋尿，或干脆不喝水。

✅ 及时开空调，保证车内温度适中，太冷、太热均不宜。

旅游

外出旅游是现代人的日常，痛风患者也不例外。但在旅游时，也要做更多的准备，加强自我保护意识，以免不良因素诱发痛风，不仅影响旅游的心情，还可能让行程泡汤，自己遭罪。

出游前的准备

☑ 出游前，先做身体检查，确保心脏、肾脏、尿酸等状况稳定，出行途中没有危险。

☑ 尽量选择轻松的短途旅游，少去长线、多地、日程紧张劳累、野外探险、长时间自驾等路线。

☑ 了解出行途中要乘坐哪些交通工具，所去地点的温度、气候情况，准备好合适的保暖衣物。

☑ 准备高帮、厚底、轻便、舒适的鞋，保护好足趾和脚踝。

☑ 准备好日常服用的药物，并携带止痛药，一旦痛风发作，可及时服用。

出游中的自我保护

☑ 保证饮水，外出时每2小时也应小便一次，不要憋尿，或干脆不喝水。

☑ 随身携带备用衣物，及时增减，切勿受寒，也要注意防晒，避免出汗过多。

☑ 不勉强行程游览，感觉疲劳要及时休息，哪怕放弃一些计划景点。

☑ 饮食清淡，蛋白质以鸡蛋、牛奶为主，多吃蔬菜，避免吃过多海鲜、肉类，尽量不喝酒。

☑ 尽可能远离寒湿环境，避免贪凉涉水、坐卧湿地、顶风淋雨，以免诱发痛风。

有了痛风石，
切勿自行挤压

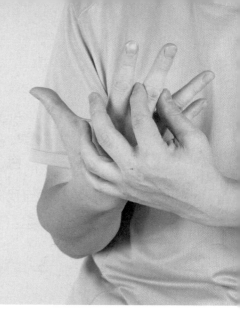

大部分痛风患者通过药物即可控制病情发展，但也有少数患者由于痛风时间较长、治疗效果不佳，尿酸盐结晶沉积于关节、肌腱处，逐渐形成痛风石。

痛风石的出现是痛风病情恶化的象征，发生率为12%~15%，表现为关节活动障碍、肢体畸形、皮肤破溃以及不同程度的感染，并伴随痛风发作次数增多，疼痛感较之前更加强烈，变成一种长时间的折磨，给患者日常生活、心理及肢体功能造成巨大影响。

痛风石最初可能只有芝麻大小，但逐渐长大，会鼓起鸡蛋大小的包。一般情况下，痛风石直径＜1厘米，建议保守治疗。但

痛风石是一种比较顽固的晶体，一旦形成，一般很难再吸收，因此，直径＞1.5厘米者争取尽早手术治疗。

痛风石一旦溃破流脓，一定要去医院治疗，小的清创即可，大的应及时手术切除。切勿自行上药或自行挤压，否则，稍有不慎，就容易发生不易愈合的感染，增加痛苦。

痛风石只能以预防为主，关键还是要积极降尿酸，防止痛风石继续发展。如果已经出现小的痛风石，在日常生活中就要特别注意患处皮肤的养护，注意保持清洁干爽，避免过度活动或磕碰刺激，经常观察有无异常和大小变化，监控病情发展。

药物治疗，
该出手时就出手

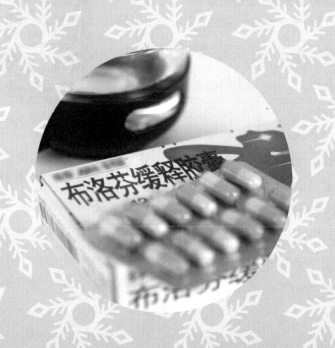

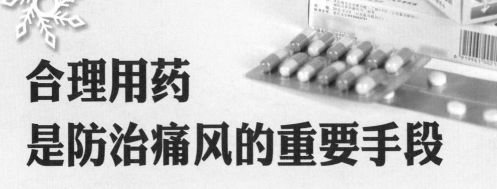

合理用药
是防治痛风的重要手段

调养不能代替药物治疗

　　生活习惯的改善、日常调养是防治痛风的基础，但并不意味着做到这些就一定能完全防止痛风的发生、发展。在尿酸值居高不下的时候，药物治疗是防治痛风重要、关键且有效的手段，不要盲目排斥。

　　另一方面，在用药的过程中，也不要忘记继续坚持饮食、运动、居家方面的调养，同时进行，才能达到最佳效果。

　　在用药阶段，痛风患者要加强自我监测，尤其是尿酸水平的监测，对用药和治疗效果做到心中有数。

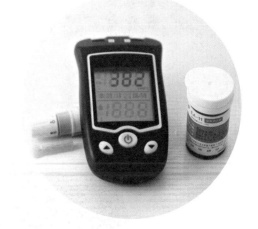

　　现在有不少居家自用的监测设备，使用起来非常方便。这种设备通过扎指血即可测血尿酸和血糖，特别适合高尿酸血症、痛风合并糖尿病患者。

药物治疗的原则和目标

痛风急性发作期

止痛药

此阶段的治疗目标是快速止痛，使用时间越早越好，最好在24小时以内。

止痛药仅在急性发作时起到止痛作用，并没有降尿酸和预防痛风发作的作用，且不良反应比较大，只能短时间使用，一旦疼痛缓解后要遵照医嘱及时停药。

服用止痛药期间需停服降尿酸药物。

痛风缓解期

降尿酸药

此阶段药物治疗的主要目标是降低人体尿酸水平，预防痛风发作、肾病等并发症以及痛风石的形成，促进痛风石溶解，减轻关节损害。

急性痛风发作平息至少2周后再开始降尿酸治疗。降尿酸药物多需要长时间服药，但有些轻症患者通过控制体重、加强运动、调节饮食后，尿酸水平可以达标的，也可以停药。

无痛风发作史者，血尿酸应<360μmol/L

有痛风发作史者，血尿酸应<300μmol/L

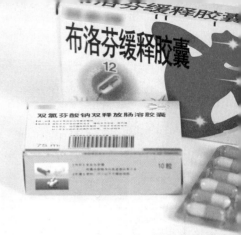

痛风发作期的用药

中华医学会风湿病学分会编写的《2016中国痛风诊疗指南》中指出：痛风急性发作期，推荐及早（一般应在24小时以内）进行抗炎止痛治疗。有针对性地使用非甾体消炎药、秋水仙碱和糖皮质激素，可有效抗炎镇痛，提高患者生活质量。

非甾体消炎药   首选止痛药

痛风急性发作时，推荐首先使用非甾体消炎药，以缓解患者的临床症状，减轻痛苦。此类药物有布洛芬、双氯芬酸、萘普生等。

不良反应

消化道不良反应：如消化道溃疡、胃肠道穿孔、出血等。活动性消化道溃疡及出血患者禁用。

发生心血管事件：合并心肌梗死、心功能不全的患者避免使用。

严重肾功能不良的患者必须遵照医嘱使用。

此类药物镇痛效果好，但不良反应也比较大，患者在服药品种、时机、剂量上一定要遵照医嘱，不可长时间用药。

秋水仙碱　传统特效药，低剂量使用

痛风急性发作期，对非甾体消炎药有禁忌的患者，建议单独使用低剂量秋水仙碱（1.5~1.8毫克/天），其疗效较好，不良反应也较低。在痛风发作48小时以内用药效果更好。

不良反应

消化道不良反应：如恶心、呕吐、腹痛、腹泻等，随着剂量增加而加重。高剂量秋水仙碱（4.8~6.0毫克/天）止痛效果好，但胃肠道不良反应较高，容易导致患者因不良反应而停药。

肝、肾损害：少数患者会出现转氨酶增高等肝功能异常，或少尿、血尿等肾功能异常。

🔔 秋水仙碱是从百合科植物秋水仙中提取出来的一种生物碱，只对痛风急性关节炎引起的疼痛有特效，而对其他关节炎疼痛无效。

糖皮质激素　可短期使用，非首选药

痛风急性发作期，短期单用糖皮质激素（30毫克/天，3天），其镇痛作用和安全性与非甾体消炎药类似，适合对非甾体消炎药和秋水仙碱不耐受、症状较重或肾功能不全者。此类药物有泼尼松等。

不良反应

痛风病情反跳，骨质疏松，股骨头坏死，升高血压，升高血糖，加重感染，精神兴奋，食欲增强，造成钠水潴留等。

🔔 激素类药物的不良反应复杂且严重，不是首选药物，切忌长时间使用或私自滥用，一定要遵医嘱。

痛风缓和期的药物治疗

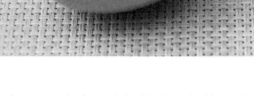

对急性痛风关节炎频繁发作（＞2次/年），有慢性痛风关节炎或痛风石的患者，推荐进行降尿酸治疗。

对抑制尿酸生成的药物，建议使用别嘌醇和非布司他。

别嘌醇

别嘌醇是继发性痛风降低血尿酸的首选药物，它通过阻断黄嘌呤氧化过程起到抑制尿酸生成的作用。但其不良反应大，如皮肤反应、发热、胃肠道反应、肝肾功能损害、骨髓抑制等，尤其是肾功能不全者慎用。使用时应从低剂量开始，逐渐增加剂量，密切监控不良反应。

非布司他

非布司他能够通过非竞争机制与黄嘌呤氧化酶结合，从而抑制尿酸生成。在降低尿酸的有效性和安全性方面较别嘌醇更具优势，适合别嘌醇治疗不达标或不能耐受、有禁忌的痛风患者，尤其是轻中度肾功能不全者。此药使用不当可能会引起恶心、皮疹、肝功能损害，甚至诱发痛风。

促进尿酸排泄的药物　　苯溴马隆

对促进尿酸排泄的药物，建议使用苯溴马隆。

苯溴马隆是强效排酸药，在有效性和安全性方面优于其他排酸药物，也最为常用。它通过抑制肾小管尿酸的重吸收，从而促进尿酸的排泄，降低尿酸水平。使用苯溴马隆应从低剂量开始，过程中增加饮水量，碱化尿液，避免与其他肝损害药物同时使用。

此药适合尿酸排泄减少和别嘌醇不能耐受或有禁忌者，肾功能正常或轻度受损者也可以使用，但尿酸性肾结石患者和重度肾功能不全的患者慎用。

🔔 医生会根据患者具体情况，有针对性地使用不同种类的降尿酸药物。对合并慢性肾脏疾病的痛风患者，应先评估肾功能，选择对肾功能影响小的降尿酸药物，并定期检查肝肾功能，监控各类不良反应。痛风患者除了配合检查外，还要将身体变化情况、服用其他药物情况等告知医生，便于及时调整用药。

🔔 如果单用一种药物降尿酸效果不好，尿酸顽固居高不下，也可以联合用药。

🔔 痛风发作时，必须停用别嘌醇等影响代谢的降尿酸药物，因其可促进痛风石的溶解，可能会加重痛风或延长痛风发作的时间。

🔔 痛风患者在降尿酸治疗初期，预防性使用小剂量秋水仙碱至少3~6个月，可减少急性痛风关节炎复发。

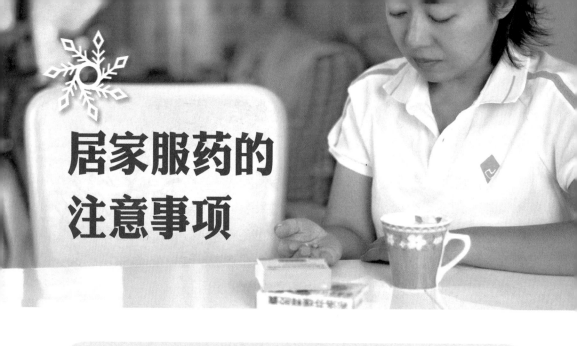

居家服药的注意事项

切勿自行选药及加减药量

痛风引起的关节痛和其他原因引起的关节痛，虽然表面上看都是红肿发炎，但由于发病机理不同，药物的选择也完全不同，一定要对症用药和治疗。

如果自己随意买些止痛药或抗生素类的消炎药服用，对缓解痛风性关节疼痛没有一点作用，反而耽误了最佳治疗时间，白白增加痛苦。尤其不要听信广告或他人推荐用药。

痛风急性发作时，有的患者为了快速止痛，吃一片不能止痛，就再吃一片，以为只是加强止痛效果而已，这是非常危险的做法。痛风止痛药一般副作用大、不良反应多，切勿不遵医嘱自行增加药量。

在服用降尿酸药期间，医生开具的各种药物种类和剂量是有针对性的，如不按时、按量服用，自作主张，不仅达不到疗效，还容易引起各种不良反应。

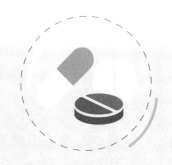

留意不良反应

一些药物对不同的种族人群有不同的反应，西方人适用的药物对亚洲人不一定完全适用。比如别嘌醇，这种降尿酸药物由美国研制，在白种人中不良反应小，但对于我国以及韩国、泰国人，不良反应大，因此在用药前必须先做基因检测，在使用剂量上也与白种人有差异。

在药物使用中，如果出现肠胃反应、心血管不适等，一定要及早告知医生，及时调整用药。

一定要多喝水

痛风患者即便不服药也要多喝水，如果服药的话，更应主动多饮水。饮水能促进尿酸盐的排泄，服用降尿酸药物时，如果水分不足，排泄不畅，会导致尿液中的尿酸浓度过高，容易形成尿酸盐结晶而产生泌尿系结石。

痛风患者服药期间，应保证每天饮水量不少于2500毫升，排尿量不少于2000毫升，以促进药物的代谢和尿酸的排出。

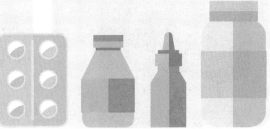

定期复查不可少

定期复查是观察病情演变、预防疾病加重、便于医生调整用药的关键。痛风患者应做如下定期复查。

☑ 血尿酸水平（每月监测）。

☑ 血常规、尿常规、肾功能（每半年复查1次）。

☑ 肝功能、消化系统超声、泌尿系统超声（每半年~1年复查1次）。

☑ 关节超声、关节影像检测（CT）（必要时复查）。

☑ 血糖、血脂、血压监测（必要时复查）。

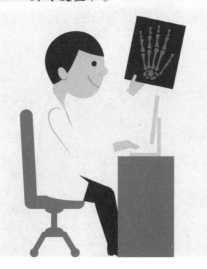

养成记录病情的习惯

痛风是一个病程漫长、反复发作的疾病，有些患者没有记录病情的习惯，时间一长，很多细节都忘掉了，医生一问三不知，非常不利于判断病情和调整用药。

痛风患者最好准备一个固定的记事本，把以下情况记录下来，复查时给医生看看，既能帮助诊断、用药，也是对自己的健康负责。

☑ 平时吃什么药，一天吃几次，每次吃多少。

☑ 痛风急性发作过几次，每次发作的时间、部位，什么原因导致的，每次如何治疗，几天缓解的。

☑ 血尿酸每次检查的时间和数值，最高是多少，最低是多少。

☑ 服药后的身体变化情况，关节等有无不适和异常。

捌

卸掉重负，
让心情放个假

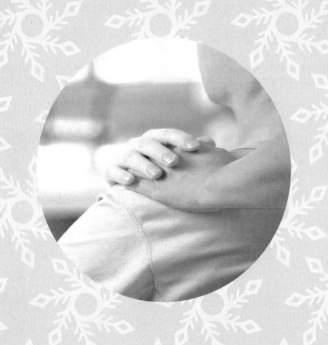

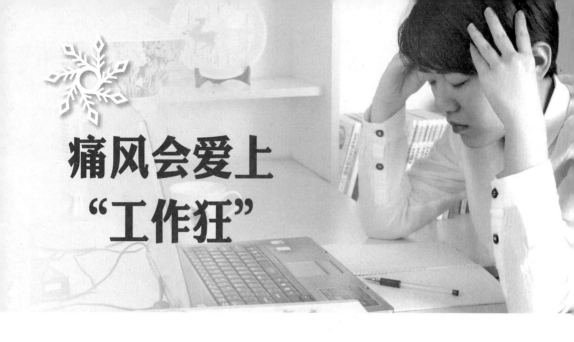

痛风会爱上
"工作狂"

精神压力大易痛风

心理状态是诱发痛风发作的一个重要因素。

在竞争无处不在、日益激烈的当今社会，来自工作、生活等各方面的压力巨大，尤其是对于中青年男性，他们在单位是骨干力量，回家也要做家庭的支柱。在大城市中，生存成本高，职业风险大，肩负的责任大了，精神压力也随之加大，男人只能努力打拼，不敢有丝毫松懈，让自己主动或被动地成为了"工作狂"。

在巨大的压力下，男性又比较不容易排解，往往独自承受一切，不表达，不宣泄，不沟通，不解释，认为这是男人有担当的表现。从外表看，他们是沉默、平静的中年人，但压力并不会凭空消失，而是向内危害人体健康。

人处于应激状态下，特别是过度的情绪波动时，如愤怒、紧张、沮丧、焦虑、恐惧等，巨大的精神压力会使内分泌系统紊乱，导致尿酸合成及代谢均出现异常，内源性尿酸急剧升高而诱发痛风发作或加重。此外，不良情绪会造成抑郁不畅、气血瘀滞，也容易引起各种疼痛。

小心身心俱疲

面对繁重的工作和精神压力，人们只能选择更加努力。中国人的勤劳是有名的，加班是家常便饭、熬夜、出差、在各城市间奔波，也是很多上班族的日常。长期这样作息不规律，慢性疲劳难以消除，不仅身体觉得累，还往往会觉得心累，出现"身心俱疲"的状态。而这种状态最容易使人体免疫力下降，内分泌紊乱，是痛风发作的温床。

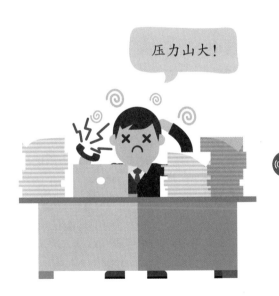

压力山大！

会休息才会工作

"身体是革命的本钱""会休息的人才会工作"，痛风患者多听听这些至理名言，改变一下"工作狂"的模式吧！

该工作的时候全力以赴，该休息的时候彻底放松，按时吃饭，按时睡觉，按时运动，不要时刻想着工作，给自己的身体充电、喘息和修补的机会，你的身体才能持续健康地运行。一部机器、汽车如不加强日常养护，还容易磨损、提前报废，何况是人！一旦身体出现问题，工作就更难完成了，是不是得不偿失呢！

其实，每一次痛风发作都是对身体的一次警告，歇歇吧，别太累了！

对于工作劳累、精神压力大、又不善表达的中年男性，家人要多多理解，给予他们更多的关爱，少指责，少抱怨，少刺激，多赞美，多鼓励，多宽容，尽量帮助他们减轻心理压力。

177

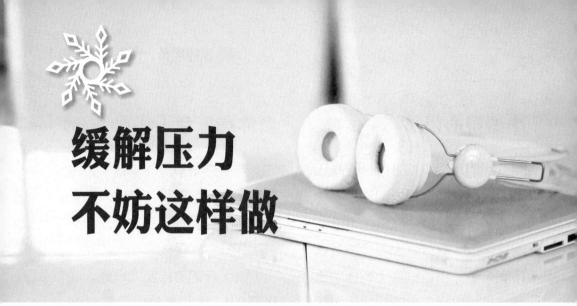

缓解压力
不妨这样做

放慢节奏，做好计划

事情多到手忙脚乱、头晕脑胀、压力太大时，先抽出时间静下心来，把要做的事情一件一件列出来，按照紧要程度或难易程度（应从紧到缓、从易到难）列个清单，然后有条不紊地一件件去做，各个击破，完成一个划掉一个。这样能理清头绪，了解进度，心中不慌，就不会太过紧张焦虑了。切忌没有头绪、一团乱麻、盲目着急，对事情进展没有任何帮助。

制定计划时，时间安排要留有余地，不能太满、太紧，把休息以及出现一些不可控风险的时间都算进去，掌握科学、可行的进度，避免疲于奔命，时刻提醒自己"欲速则不达"，放慢节奏并不会影响效率，一步一个脚印，踏实稳妥比速度更重要。

减少应酬，回家吃饭

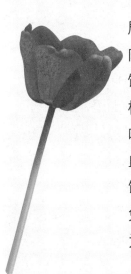

不是必需的应酬能推就推，尤其各种饭局、酒局，能躲就躲。酒席宴请上逃不过酒、肉、鱼、虾等高嘌呤食物，极易诱发痛风。暴饮暴食还容易造成脂肪、糖类、热量均摄入超标，给身体增加极大负担，代谢功能受到影响，引起肥胖、脂肪肝、酒精肝、高血压、高血脂、糖尿病、高尿酸血症等疾病。常回家吃饭则能在食物种类和摄入量上有所控制，也避免了外食高油、高盐、高糖的问题，对健康更为有利。回家吃饭还能让人精神更放松。

调整心态，自我疏导

要想解除精神压力，关键还在于内心要平和，冷静地面对各种变化。我们所处的世界本来就是一个不完美的世界，有美好的一面，也有阴暗和缺陷，我们可以追求理想，但也要接受现实。适当降低对自己以及周围人和事的要求，不要处处追求完美，多体谅和宽容，顺其自然，不强求，不争夺，少索取，少贪婪，心理压力就会随之减轻许多。

这种心理的自我调节非常重要，尤其在压力大的时候，要及时自我疏导，排解压力。

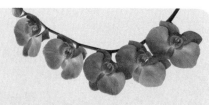

加强沟通，适度宣泄

聊天，倾诉

有压力时，找亲朋好友聊聊天，加强沟通，或轻松调侃，或倾诉烦闷，不要憋在心里闷不作声，即便没有找到解决问题的办法，只要说出来，心情也会舒畅轻松很多。

适当哭泣

抑郁、悲愁、烦闷时不要忍住眼泪。眼泪是排解心灵压抑的重要通道，哭泣能缓解压力，释放悲伤、痛苦、委屈、紧张、郁闷、不安等不良情绪。哭出来，心情就好多了。尤其是男性，不要压抑眼泪。

户外运动，感受阳光

汗水和眼泪一样，也是一种排毒的通道。运动过程中出出汗，身心都会轻松很多。此外，运动也会改善全身的血液循环和人体代谢状况，一举多得。

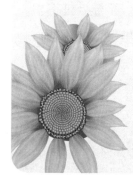

常年阳光不足的地方抑郁者比例很高。阳光给人带来温暖、光明、活力、快乐等正能量，能扫除心中阴霾，是抵御不良情绪、缓解身心压力的良药。

旅游娱乐，愉悦身心

旅游，休假

外出旅游，给自己放个长假吧！地球离开谁都照样转，放几天假，天也塌不下来，换个环境放松一下，可以让高度紧张的大脑得以休整。在家休闲或外出旅行可以起到给身心充电的作用，有利于保持旺盛的精力，更好地投入工作。

娱乐活动

唱歌、跳舞、听音乐、看电影、做游戏、打牌、听相声、逛街购物、上网游乐、追电视剧等等，适度地参加各类娱乐活动，可以让大脑转移注意力，精神愉悦放松，在欢笑中，紧张压力也逐渐消散了。

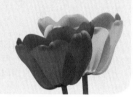

培养兴趣，提高修养

培养一些有益身心的兴趣爱好，可以提高修养，修身养性，使人的心态更平和。如阅读书籍、写书法、绘画、摄影、弹琴、下棋、养花鸟鱼虫、养猫狗宠物等等，均是缓解精神压力的良药。

吃点水果喝喝茶

吃苹果、香蕉、柑橘能缓解压力，芳香的气味也可使人精神放松。花草茶解压效果最好，如茉莉花茶、薄荷茶、玫瑰花茶、菊花茶等都是不错的选择，非常适合在工作间歇饮用。

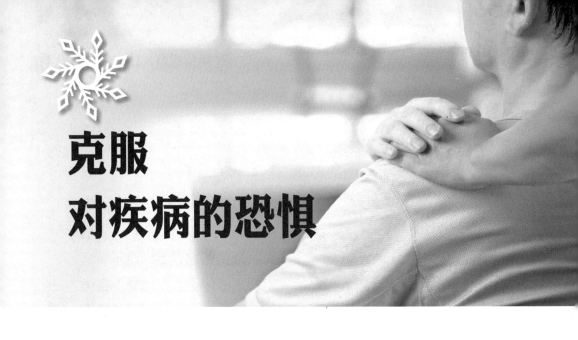

克服
对疾病的恐惧

有恐惧感是正常心理

痛风患者在痛风发作过后，常常会出现恐惧心理，这是一个普遍而且正常的心理过程。

一方面是由于疼痛剧烈，感受十分痛苦，害怕会再次发作受疼痛折磨；另一方面，痛风发作时不能行走，只能卧床，还需要他人照顾，生活不能自理，更无法外出工作，这让痛风患者对未来的生活产生恐惧和担忧，觉得自己可能会成了废人，给家庭增加负担。中年人会担心不能正常工作使家庭收入减少，而青年男性除了工作外，还会担心是否能正常结婚、生育。

这些担心、恐惧的问题都非常现实，也确实是可能发生的情况。随着痛风发病次数的增加，治疗疾病的信心也会被消磨掉，恐惧感会日益上升，最终发展为悲观、失望和抑郁的患者不在少数。而这样的不良心理状态又会诱发和加重痛风。可以说，心理状态和痛风病情是相互影响，互为因果的。为了避免二者恶性循环，痛风患者一定要调整心理状态，克服对疾病的恐惧，积极、乐观的心态才能减轻痛苦，延缓疾病发展，促进痛风急性发作的恢复。

提高对疾病的认知

多数恐惧感是来自于当事人的无知，即"恐惧来自未知"，人们对不熟悉、不了解的事物常会产生恐惧感。对此，只要对自己所惧怕的东西多一些了解，有比较正确和客观的认识，就会减少恐惧心理。

痛风患者不妨多学习有关此病的相关知识，如发病机理、发病特点、疾病的发展情况、可能的并发症、用药常识、日常养护方法、如何控制和预防等。一方面了解疾病知识，一方面了解自己的身体状态，做到"知己知彼，百战不殆"，提高战胜疾病的信心。

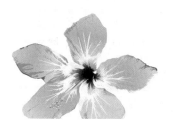

勇敢面对，找到对策

有些人会逃避自己害怕的东西。其实，摆脱恐惧心理的法宝就是正视它，并找到战胜它的办法。对未来的担忧是恐惧的重要原因，那么，就要对"到底担忧什么"做出具体分析，并逐一找到对策。

担心复发

痛风复发多有一定诱因，只要注意避免这些因素，并把尿酸水平降到合理范围内，饮食忌口，加强运动，完全可以做到少复发。

担心工作

痛风患者可以正常工作，但不能胜任过于繁重劳累的工作。此时需要权衡利弊，分清主次，健康永远排第一，收入少一些也应接受。

担心家庭

痛风患者只要控制好病情，没有严重并发症，就可以正常结婚、生育，不影响家庭生活。保持病情稳定，才能最大程度减少对家人的依赖。

来自家人的关爱是一剂良药

痛风之痛是一种常人难以体会的重度疼痛，处于发作期的患者在承受身心的双重煎熬，此时，他可能万念俱灰，对未来失去信心，更害怕成为家人的负担而被嫌弃。所以，家人的关爱在这个阶段显得尤为重要。那么，家人都应该怎么做呢？

爱抚，拥抱

身体接触可以给人以安全、信赖、亲密的感觉，疼痛的时候、恐惧的时候、郁闷的时候，家人的爱抚和拥抱，对安抚情绪、缓解疼痛非常有效。

照顾起居

疼痛发作时，患者行动不便，可能要卧床数日、数周甚至更久，家人应悉心照料起居，不要有厌烦的言行，因为此时病人的心理十分脆弱，容易暴躁、敏感、抑郁，家人要多多理解。

在缓解期，家人要注意患者的保暖，督促他多喝水，提醒他多休息，预防一切可能导致痛风发作的因素。

监督饮食

在痛风缓解期，家人也要日常监督患者的饮食情况，全家都少吃或不吃容易诱发痛风发作的食物，或不在他面前吃，或单独给他做饭，总之，不要用这类食物诱惑他。

监督运动

如果痛风患者自己意志力不足，家人就要配合监督完成运动计划，如能一起运动，当然是最好的。

🔔 有了家人的关爱，痛风患者的恐惧感就能减少大半。心情好了，疾病也会进入可防可控的良性循环状态。

附录

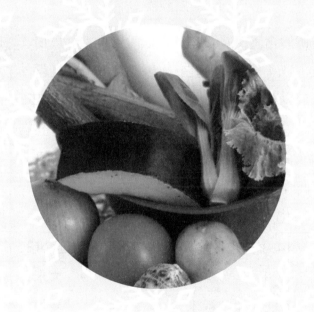

日常食物
嘌呤含量一览表

🔔 单位：毫克/100克（每100克食物中所含嘌呤的毫克数）。

🔔 列表按食物种类划分。嘌呤含量排序由左至右，由低至高。

主食类

食物	嘌呤含量	食物	嘌呤含量	食物	嘌呤含量
牛奶	1.4	皮蛋白	2.0	红薯	2.4
鸡蛋黄	2.6	荸荠	2.6	鸭蛋黄	3.2
土豆	3.6	鸭蛋白	3.4	鸡蛋白	3.7
树薯粉	6.0	皮蛋黄	6.6	小米	7.3
冬粉	7.8	玉米	9.4	高粱	9.7
芋头	10.1	米粉	11.1	小麦	12.1
淀粉	14.8	脱脂奶	15.7	通心粉	16.5
面粉	17.1	糯米	17.7	大米	18.1
面条	19.8	糙米	22.4	麦片	24.4
薏米	25.0	燕麦	25.0	大豆	27.0
豆浆	27.7	红豆	53.2	米糠	54.0
豆腐	55.5	熏豆干	63.6	豆腐干	66.5
绿豆	75.1	黄豆	116.5	黑豆	137.4

动物肉类

食物	嘌呤含量	食物	嘌呤含量	食物	嘌呤含量
猪血	11.8	猪皮	29.8	火腿	55.0
猪心	65.3	猪脑	66.3	牛肚	79.0
鸽子	80.0	牛肉	83.7	兔肉	107.6
羊肉	111.5	鸭肠	121.0	瘦猪肉	122.5
鸡心	125.0	猪肚	132.4	猪腰	132.6
猪肉	132.6	鸡胸肉	137.4	鸭肫	137.4
鹿肉	138.0	鸡肫	138.4	鸭肉	165.0
猪肝	169.5	牛肝	169.5	马肉	200.0
猪大肠	262.2	猪小肠	262.2	猪脾	270.6
鸡肝	293.5	鸭肝	301.5	小牛颈肉	1260.0

水产类

食物	嘌呤含量	食物	嘌呤含量	食物	嘌呤含量
海参	4.2	海蜇皮	9.3	鳜鱼	24.0
金枪鱼	60.0	鱼丸	63.2	鲑鱼	70.0
鲈鱼	70.0	螃蟹	81.6	墨鱼	89.8
鳝鱼	92.8	鳕鱼	109.0	鱼翅	110.6
鲍鱼	112.4	鳗鱼	113.1	蚬子	114.0
大比目鱼	125.0	刀鱼	134.9	鲫鱼	137.1
鲤鱼	137.1	虾	137.7	草鱼	140.3
鱼子酱	144.0	草虾	162.0	鱿鱼	226.2
鲳鱼	238.0	牡蛎	239.0	生蚝	239.0
三文鱼	250.0	蛤蜊	316.0	沙丁鱼	345.0
秋刀鱼	355.4	干贝	390.0	带鱼	391.6

蔬菜类

食物	嘌呤含量	食物	嘌呤含量	食物	嘌呤含量
冬瓜	2.8	南瓜	2.8	洋葱	3.5
番茄	4.2	姜	5.3	葫芦	7.2
萝卜	7.5	胡瓜	8.2	酸菜类	8.6
腌菜类	8.6	苋菜	8.7	葱头	8.7
青椒	8.7	蒜头	8.7	黑木耳	8.8
胡萝卜	8.9	圆白菜	9.7	榨菜	10.2
苦瓜	11.3	丝瓜	11.4	荠菜	12.4
芥菜	12.4	包心菜	12.4	芹菜	12.4
白菜	12.6	青葱	13.0	菠菜	13.3
辣椒	14.2	茄子	14.3	小黄瓜	14.6
生菜	15.2	青蒿	16.3	韭黄	16.8
空心菜	17.5	芥蓝菜	18.5	韭菜花	19.5
芫荽	20.2	雪里蕻	24.4	韭菜	25
鲍鱼菇	26.7	蘑菇	28.4	生竹笋	29.0
四季豆	29.7	油菜	30.2	茼蒿菜	33.4
大蒜	38.2	大葱	38.2	海藻	44.2
笋干	53.6	花豆	57.0	菜豆	58.2
金针菇	60.9	海带	96.6	银耳	98.9
绿豆芽	166.0	香菇	214.0	紫菜	274.0
黄豆芽	500.0	芦笋	500.0	豆苗菜	500.0

水果干果类

食物	嘌呤含量	食物	嘌呤含量	食物	嘌呤含量
杏子	0.1	石榴	0.8	菠萝	0.9
葡萄	0.9	苹果	0.9	梨	1.1
西瓜	1.1	香蕉	1.2	桃子	1.3
枇杷	1.3	杨桃	1.4	莲蓬	1.5
木瓜	1.6	芒果	2.0	橙子	3.0
橘子	3.0	柠檬	3.4	哈密瓜	4.0
李子	4.2	番石榴	4.8	葡萄干	5.4
红枣	6.0	小番茄	7.6	黑枣	8.3
核桃	8.4	龙眼干	8.6	大樱桃	17.0
草莓	21.0	瓜子	24.2	杏仁	31.7
枸杞子	31.7	栗子	34.6	莲子	40.9
腰果	80.5	花生	96.3	干葵花籽	143.0

其他类

食物	嘌呤含量	食物	嘌呤含量	食物	嘌呤含量
蜂蜜	1.2	米醋	1.5	糯米醋	1.5
果酱	1.9	番茄酱	3.0	粉丝	3.8
冬瓜汤	7.1	味精	12.3	酱油	25.0
黑芝麻	57.0	白芝麻	89.5	鸡肉汤	<500.0
鸡精	<500.0	肉汁	500.0	麦芽	500.0
发芽豆类	500.0	酵母粉	559.1		

痛风患者
宜吃食物速查

这些食物为低嘌呤食物（每100克食物中嘌呤含量＜50毫克），且低蛋白、低脂肪、低糖，对改善病情有利。痛风患者平日可常吃、多吃，没有任何限制。

牛奶	鸡蛋	面条	米粉	大米	糯米
糙米	荞麦	燕麦	玉米	小米	薏米
小麦	红薯	土豆	芋头	冬瓜	黄瓜
南瓜	荸荠	洋葱	番茄	丝瓜	苦瓜
胡萝卜	萝卜	大葱	蒜头	姜	茄子
芹菜	大白菜	圆白菜	菠菜	空心菜	生菜
荠菜	芥菜	芥蓝菜	苋菜	芫荽	西蓝花
花菜	青椒	莴笋	四季豆	黑木耳	油菜
韭菜	韭黄	茼蒿菜	鹌鹑蛋	海参	海蜇
杏子	樱桃	木瓜	苹果	西瓜	梨
葡萄	菠萝	哈密瓜	香蕉	枇杷	桃子
橙子	石榴	橘子	猪血	醋	

痛风患者
慎吃食物速查

这些食物为中嘌呤食物（每100克食物中嘌呤含量在50~150毫克之间）。痛风患者在未急性发作期间可少量吃，但要控制好摄入量。如在痛风发作期间则不要吃。

红豆	绿豆	黄豆	黑豆	米糠	豆腐
豆腐干	熏豆干	火腿	猪心	猪脑	猪肚
猪腰	猪肉	瘦猪肉	鹿肉	牛肚	牛肉
兔肉	羊肉	鸽子	鸭肠	鸭肫	鸡心
鸡胸肉	鸡肫	金枪鱼	鱼丸	鲑鱼	鲈鱼
螃蟹	墨鱼	鳝鱼	鳕鱼	鱼翅	鲍鱼
鳗鱼	蚬子	大比目鱼	刀鱼	鲫鱼	鲤鱼
海虾	河虾	草鱼	鱼子酱	笋干	花豆
菜豆	金针菇	海带	银耳	鱼子酱	腰果
花生	栗子	黑芝麻	白芝麻	黑鲳鱼	吞拿鱼

痛风患者
忌吃食物速查

这些食物为高嘌呤食物（每100克食物中嘌呤含量＞150毫克）。痛风患者不论处于病程的哪个阶段、有没有急性发作，都尽量不要吃。高尿酸血症者食用较多时，则容易诱发痛风急性发作。

鸭肉	猪肝	牛肝	猪大肠	猪小肠	鸡肝
鸭肝	小牛颈肉	海鳗	草虾	虱目鱼	鱿鱼
鲳鱼	牡蛎	生蚝	三文鱼	鲑鱼	蛤蜊
沙丁鱼	秋刀鱼	凤尾鱼	青鱼	干贝	带鱼
河蚌	鲱鱼	小鱼干	绿豆芽	黄豆芽	香菇
紫菜	芦笋	豆苗菜	鸡肉汤	肉汁	鸡精
麦芽	酵母粉	发芽豆类			

常见身体活动强度和能量消耗表

🔔 1MET 相当于每千克体重每小时消耗 1 千卡能量 [1kcal/(kg·h)]。

🔔 身体活动强度（MET）：＜ 3 为低强度；3~6 为中强度；7~9 为高强度；10~11 为极高强度。

🔔 能量消耗量：标准体重者每活动 10 分钟所消耗的热量 [kcal/(标准体重·10 分钟)]。其中，标准体重以男性66 千克、女性56 千克计算。

活动项目		身体活动强度（MET）		能量消耗量	
				男	女
家务活动	整理床，站立	低强度	2.0	22.0	18.7
	洗碗，熨烫衣物	低强度	2.3	25.3	21.5
	收拾餐桌，做饭或准备食物	低强度	2.5	27.5	23.3
	擦窗户	低强度	2.8	30.8	26.1
	手洗衣服	中强度	3.3	36.3	30.8
	扫地,扫院子,拖地板,吸尘	中强度	3.5	38.5	32.7
步行	慢速 (3千米/小时)	低强度	2.5	27.5	23.3
	中速 (5千米/小时)	中强度	3.5	38.5	32.7
	快速 (5.5~6千米/小时)	中强度	4.0	44.0	37.3
	很快 (7千米/小时)	中强度	4.5	49.5	42.0
	下楼	中强度	3.0	33.0	28.0
	上楼	高强度	8.0	88.0	74.7
	上下楼	中强度	4.5	49.5	42.0

续表

活动项目		身体活动强度（MET）		能量消耗量	
				男	女
跑步	走跑结合（慢跑成分不超过10分钟）	中强度	6.0	66.0	56.0
	慢跑，一般	高强度	7.0	77.0	65.3
	8千米/小时，原地	高强度	8.0	88.0	74.7
	9千米/小时	极高强度	10.0	110.0	93.3
	跑，上楼	极高强度	15.0	165.0	140.0
自行车	12~16千米/小时	中强度	4.0	44.0	37.3
	16~19千米/小时	中强度	6.0	66.0	56.0
球类	保龄球	中强度	3.0	33.0	28.0
	高尔夫球	中强度	5.0	55.0	47.0
	篮球，一般	中强度	6.0	66.0	56.0
	篮球，比赛	高强度	7.0	77.0	65.3
	排球，一般	中强度	3.0	33.0	28.0
	排球，比赛	中强度	4.0	44.0	37.3
	乒乓球	中强度	4.0	44.0	37.3
	台球	低强度	2.5	27.5	23.3
	网球，一般	中强度	5.0	55.0	46.7
	网球，双打	中强度	6.0	66.0	56.0
	网球，单打	高强度	8.0	88.0	74.7
	羽毛球，一般	中强度	4.5	19.5	42.0
	羽毛球，比赛	高强度	7.0	77.0	65.3

续表

活动项目		身体活动强度（MET）		能量消耗量	
				男	女
球类	足球，一般	高强度	7.0	77.0	65.3
	足球，比赛	极高强度	10.0	110.0	93.3
跳绳	慢速	高强度	8.0	88.0	74.7
	中速，一般	极高强度	10.0	110.0	93.3
	快速	极高强度	12.0	132.0	112.0
舞蹈	慢速	中强度	3.0	33.0	28.0
	中速	中强度	4.5	49.5	42.0
	快速	中强度	5.5	60.5	51.3
游泳	踩水，中等用力，一般	中强度	4.0	44.0	37.3
	爬泳（慢），自由泳，仰泳	高强度	8.0	88.0	74.7
	蛙泳，一般速度	极高强度	10.0	110.0	93.3
	爬泳（快），蝶泳	极高强度	11.0	121.0	102.7
其他活动	瑜伽	中强度	4.0	44.0	37.3
	单杠	中强度	5.0	55.0	46.7
	俯卧撑	中强度	4.5	49.5	42.0
	太极拳	中强度	3.5	38.5	32.7
	健身操（轻或中等强度）	中强度	5.0	55.0	46.7
	轮滑旱冰	高强度	7.0	77.0	65.3

图书在版编目（CIP）数据

这样做痛风才会消 / 余瀛鳌，陈思燕编著 . —北京：
中国中医药出版社，2019.1
ISBN 978 – 7 – 5132 – 5251 – 5

Ⅰ . ①这… Ⅱ . ①余… ②陈… Ⅲ . ①痛风 – 防治
Ⅳ . ① R589.7

中国版本图书馆 CIP 数据核字（2018）第 233248 号

中国中医药出版社出版

北京市朝阳区北三环东路 28 号易亨大厦 16 层
邮政编码　100013
传真　010-64405750
河北新华第二印刷有限责任公司印刷
各地新华书店经销

开本 710×1000　1/16　印张 13　字数 162 千字
2019 年 1 月第 1 版　2019 年 1 月第 1 次印刷
书号　ISBN 978 – 7 – 5132 – 5251 – 5

定价　48.00 元
网址　www.cptcm.com

社长热线　010-64405720
购书热线　010-89535836
维权打假　010-64405753

微信服务号　zgzyycbs
微商城网址　https：//kdt.im/LIdUGr
官方微博　http：//e.weibo.com/cptcm
天猫旗舰店网址　https：//zgzyycbs.tmall.com

如有印装质量问题请与本社出版部联系（010-64405510）
版权专有　侵权必究